广东糖胖健康研究院

逆糖三字经

糖尿病，代谢乱，并发症，危害多；
糖前期，体重超，腹部胖，糖波动；
糖早期，易疲劳，症状显，糖异常；
糖中期，并发症，用药多，糖脂乱；
糖后期，已严重，肾眼足，心脑堵；
糖晚期，常住院，重症室，生命危。

逆转糖，靠六方，理论新，技术强；
心理方，正能量，有信心，战血糖；
营养方，五维膳，精准量，稳血糖；
运动方，个性化，动持恒，调血糖；
代谢方，是核心，糖脂酸，纠正常；
监测方，最科学，有依据，调方案；
康护方，信息畅，帮落实，保效果。
八师管，综合调，个性化，最有效。
糖尿病，可停药，六方调，可逆转；
逆转糖，要趁早，糖研院，康相伴。

六方系统逆糖法

逆转糖尿病

NIZHUAN TANGNIAOBING

朱永星◎主编

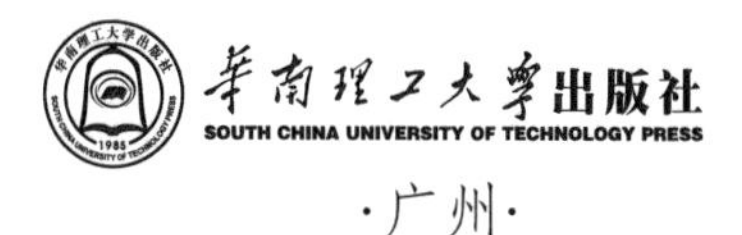

·广州·

图书在版编目（CIP）数据

逆转糖尿病/朱永星主编. —广州：华南理工大学出版社，2021. 10（2023. 6 重印）

ISBN 978 - 7 - 5623 - 6809 - 0

Ⅰ. ①逆… Ⅱ. ①朱… Ⅲ. ①糖尿病 - 食物疗法 Ⅳ. ①R247. 1

中国版本图书馆 CIP 数据核字（2021）第 201499 号

逆转糖尿病

朱永星 主编

出 版 人： 柯 宁

出版发行： 华南理工大学出版社

（广州五山华南理工大学 17 号楼，邮编 510640）

http：//hg. cb. scut. edu. cn E-mail：scutc13@ scut. edu. cn

营销部电话：020 - 87113487 87111048（传真）

责任编辑： 袁桂香 袁 泽

责任校对： 陈苑雯

印 刷 者： 广东鹏腾宇文化创新有限公司

开　　本： 880mm × 1230mm 1/32 **印张：** 7 **字数：** 168 千

版　　次： 2021 年 10 月第 1 版 **印次：** 2023 年 6 月第 2 次印刷

定　　价： 88. 00 元

编 委 会

主　编： 朱永星

编　委： 梁明东　殷志新　王晓玉

王宇琴　李新昌

序

糖尿病是常见慢性病、多发病，是严重威胁人类健康的世界性公共卫生问题。目前全世界的糖尿病患者多达4.15亿人，每年因糖尿病死亡的有500万人（国际糖尿病联盟2015年统计公布数据），而中国的糖尿病患者有1.096亿人（2015年数据），居世界第一位，发病率高达10.9%（2013年数据），中国因糖尿病的相关医疗支出达510亿美元（2015年数据）。

如此庞大的糖尿病患者群，给我国医疗系统带来了巨大的负担，也给患者本人及家庭造成经济负担和健康危害。但医学科学目前尚未找到根治糖尿病的药物治疗方法，取得学界共识的糖尿病治疗方案主要还是依靠综合的生活方式管理来达到控制血糖的目标。国外的一些研究证明，部分糖尿病患者经过生活方式的综合管理就能获得控制血糖的结果（可停药），即所谓的“临床逆转”，但是国内的实践似乎不多。我高兴地看到本书作者带领的团队经数年坚持不懈的努力，融合运用现代医学、中医食疗学、营养学、运动治疗学、心理学、健康管理学及现代互联网技术，汲取国内外最新研究成果，总结出“六方系统逆糖法”，并精心组织、积极开展对糖尿病患者的管理，取得了显著的效果。我希望这一有利于广大患者康复的研究成果得到积极的推广，以造福更多的糖尿病患者。

广东糖胖健康研究院研究员
中国营养学会资深营养师　　梁明东
卫生部人才中心公共营养师

2020年10月于广州天河

前　言

从100年前班廷医生发现并使用胰岛素治疗糖尿病到今天，经过一代代的科学家不断的努力，现在糖尿病的药物治疗方法已经种类繁多。但是不管是注射胰岛素还是口服降糖药，都不能根治糖尿病，糖尿病的治疗还是属于“降糖治标”的范畴。原因也不难理解，因为糖尿病的发病是多病因综合作用的结果，特别是不良生活方式的影响，这是药物不能解决的。

1995年国际糖尿病联盟（IDF）提出糖尿病治疗的五个要点（俗称“五驾马车”），确定了糖尿病治疗的综合管理原则，至今仍为糖尿病治疗的根本大法。然而在临床上，由于客观原因，“五驾马车”要全面落地实施非常困难，于是只剩药物治疗“一驾马车”，结果是我国的糖尿病患者血糖控制达标率很低（仅11.5%），而绝大多数（占88.5%）的糖尿病患者血糖未能达标（见宁光、赵文华主编的《中国糖尿病回顾与展望》，人民卫生出版社，2018年版）。长此以往，糖于尿病患者的各种并发症越来越多，越来越严重，精神负担、经济负担不断加重，治疗结局很糟糕！

笔者多年从事健康管理工作，主要针对糖尿病与肥胖类人群的生活方式进行干预管理，在传统“五驾马车”治疗糖尿病的基础上，汲收现代科学技术和最新的糖尿病研究成果，结合自己的实践经验，创新性地总结出“六方系统逆糖法”，借助现代互联网工具，将精细化的生活方式管理落实到糖尿病患者日常生活中，并汇集多学科专业人士参与管理患者，科学、即时、精准地服务于患者，在糖尿病患者的院外管理及非药物调理方面开创性地探索出一套有效的办法。通过对“六方系统逆糖法”的学习，绝大部分患者能够进行自我血糖管理和健康管理，在有效控制血糖的同时，其他的健康状况指标也都明显好转，达到了“临床逆转”的效果，重新获得了健康。这对于糖尿病患者来说真是福音！本书中的很多创新性观点也是近年来少有的，值得广大糖尿病患者仔细阅读学习。

在此，感谢广东药科大学研究生导师王晓玉博士，南方医科大学研究生导师殷志新博士，相关医疗机构健康管理科王宇琴主任、内分泌科苏咏明主任等在中医药学、生物分子研究和临床医学方面提供的帮助和支持！感谢广东糖胖健康研究院梁明东、李新昌、林桂如、陈江莲等各位专业人士的帮助，让此书得以顺利完成！

这本散发着墨香的糖尿病专著，是一本糖尿病管理的新时代书。不论是对于专业的糖尿病医生还是糖尿病患者来说，都具有重要的参考价值和使用价值。

祝愿广大糖尿病患者能“逆转”糖尿病，远离并发症，提高生活质量，重获健康，过上美好生活！

2020 年 10 月于广州

目 录

第一章 概述 ………………………………………………………… 1
第二章 糖尿病的流行病学分析 ………………………………… 8
第一节 我国成年人糖尿病流行情况 ……………………………… 8
第二节 中国糖尿病并发症流行情况 ……………………………… 11
第三节 老年糖尿病的几个问题 …………………………………… 12
第三章 糖尿病的临床诊断及并发症 …………………………… 17
第一节 糖尿病的诊断标准及各种血糖监测的临床意义 ……
……………………………………………………………………… 17
第二节 糖尿病的急性并发症 ……………………………………… 24
第三节 糖尿病的慢性并发症 ……………………………………… 26
第四章 糖及糖代谢 ………………………………………………… 30
第一节 血糖的作用及其来源与去路 ……………………………… 30
第二节 血糖的调节 ………………………………………………… 34
第三节 三种血糖异常的现象 ……………………………………… 37
第五章 糖尿病与胰腺、胰岛素 ………………………………… 43
第一节 胰岛素与糖尿病的关系 …………………………………… 45
第二节 胰岛素抵抗与 2 型糖尿病 ………………………………… 49
第六章 糖尿病与肝脏 ……………………………………………… 52
第一节 肝脏是糖代谢的重要器官 ………………………………… 52
第二节 脂肪肝是糖尿病的危险因素及并发症 …………………… 54

第七章　糖尿病与肥胖 …… 57
　第一节　肥胖是怎么产生的 …… 58
　第二节　肥胖的判断标准 …… 61
　第三节　肥胖与胰岛素抵抗 …… 63
　第四节　代谢综合征 …… 66
第八章　糖尿病与营养 …… 69
　第一节　营养素与营养需求 …… 69
　第二节　食物营养及食物选择 …… 75
　第三节　能量及能量的需求 …… 90
　第四节　食品交换份法 …… 99
第九章　糖尿病与饮食模式 …… 103
第十章　糖尿病常见治疗方法 …… 109
　第一节　西药治疗方法 …… 109
　第二节　中医药治疗方法 …… 113
第十一章　六方系统逆糖法 …… 118
　第一节　心理疏导 …… 120
　第二节　营养干预 …… 123
　第三节　运动调理 …… 126
　第四节　代谢纠正 …… 130
　第五节　健康监测 …… 133
　第六节　康护指导 …… 140
第十二章　部分六方系统“逆糖”案例 …… 143
第十三章　糖尿病答疑解惑 …… 152
附录 …… 185
参考文献 …… 211

第一章 概 述

从《黄帝内经》记载“消渴病”至今，人类与糖尿病已经搏斗了2000多年。如今糖尿病这个古老的“富贵病”在广大老百姓中蔓延，患者越来越多，成为继心脑血管疾病、肿瘤之后另一个严重危害人民健康的慢性非传染性疾病。

100年前，加拿大医生班廷用动物胰岛组织提取物（含胰岛素）治疗糖尿病患者获得成功，并于1923年因此获得诺贝尔生理医学奖，由此，全世界的医生和糖尿病患者都以为糖尿病患者将因此摆脱病魔、重获健康。但是，近百年过去了，糖尿病这一对人类健康危害巨大的慢性病仍在全球流行，全球糖尿病患者数达到4.15亿（国际糖尿病联盟，2015年），全球因糖尿病死亡的人数达500万（2015年）。

过去40年，中国人的社会环境和生活方式发生了翻天覆地的变化，物质条件的改善极大地改变了中国人的生活模式，中国的2型糖尿病患者数也不断飙升，目前已经突破1亿人！1980年成年人糖尿病患病率不足1%（0.609%），2002年上升到2.6%，2007年则高达9.7%，2013年为10.9%。此外还有更大量的血糖异常的糖尿病前期人群，他们已经成为“候补糖友”，这个庞大的人群占到成年人的50.1%，人数达到惊人的4.93亿人！①

众所周知，2型糖尿病常常与肥胖症、高血脂、高血压、高尿酸血症等多种疾病相生相伴，并最终引发心脑血管疾病如冠心病、脑卒中、肾功能损害、眼底微血管损害、糖尿病足、周围神经病变、肝功能损害等，严重损害了人民群众的身体健康，消耗了大量的社会医疗资源。疾病所带来的经济负担不仅给患者自己及家庭，也给国家公共医疗费用带来了沉重的负担。2型糖尿病导致的健康方面的损失，让人均期望寿命减少15年，而且患者生活质量大大下降，特别是后期的严重并发症，会直接致死致残。2型糖尿病的长期病程使患者的平时医疗费用成为持久的负担，且后期并发症的医疗费用特别巨大。

目前医学界对于2型糖尿病的病因、发病机制尚未完全清楚，无法在病因治疗上根治2型糖尿病，因此绝大多数专业医生将其称为“终身伴随性疾病”，这一结论严重挫伤了患者积极治疗糖尿病的信心。绝大部分的2型糖尿病患者把自己的病情好转、治愈寄托在吃药、打胰岛素上面，希望药物能把糖尿病治愈。然而这是不现实的，也是不科学的，结果也是不理想的。据统计，在我国的糖友里面，血糖能够控制在理想范围的只有20.87%。①原因也是明摆着的：患者没有得到系统科学的综合治疗！系统科学的综合治疗才是当今控制糖尿病病情的根本办法，这是目前学界的共识。

国际糖尿病联盟（IDF）在20世纪90年代提出2型糖尿病综合治疗的五个要点：糖尿病教育、饮食治疗、运动治疗、药

---

① 见：宁光、赵文华，《中国糖尿病回顾与展望》，人民卫生出版社，2018年。

物治疗、血糖监测。国内学者将其称为糖尿病治疗的“五驾马车”，在糖友中广泛流传。经过长期临床实践证明，以“五驾马车”综合治疗糖尿病，高血糖可控、肥胖者可降脂、代谢紊乱可纠正，并发症可延缓。然而，面对我国庞大的2型糖尿病患者人群，医疗卫生部门特别是临床医院已经招架不过来了，他们无法全面执行综合治疗。临床医生除了开药让患者服药或打胰岛素，以及患者偶尔也测一测血糖外，其他措施如饮食治疗、运动治疗、糖尿病知识教育、心理疏导等并没有很好地执行，目前的医疗体系也没有这样成建制的专业团队来为糖友服务。

在我国，党和政府已经把提高全民健康水平提升到国家发展的战略层面，实施健康中国战略。2017年2月14日，国务院下发了《中国防治慢性病中长期规划（2017—2025年）》，其中明确提出，糖尿病管理人数到2020年由基线管理的2614万人达到3500万人，到2025年达到4000万人；糖尿病规范化管理率到2020年达到60%，到2025年达到70%；提出2020年和2025年力争30～70岁人群因糖尿病导致的过早死亡率较2015年分别降低10%和20%。国民健康是国家可持续发展能力的重要标志，也是国民获得幸福的重要保证。糖尿病患者群重获健康，拥有健康幸福生活，需要全社会的共同努力，更需要医疗专科人员、健康从业人员、内分泌技术专家的指导。

作者团队在新时代全民健康需求的大环境下，响应国家大健康战略，汇集了广州多家三甲医院临床内分泌专家、中西医结合专家、医学营养专家、慢性病健康管理专家、医学心理专家、医学运动专家、慢性病防治公共卫生专家、健康教育专家等多学科多领域的第一线高级研究人才，在2型糖尿病防治领域锲而不舍地进行探索研究，在总结前人的研究成果及最新的前沿研究技术上，结合我们的临床实践，总结出适合2型糖尿糖患者的健康管理方法——六方系统逆糖法。这套方法已经获得了令糖友满意、业内专家认可、社会各界广泛支持的实际成效。它的全面推出与落实，将造福于民，普济广大的2型糖尿病患者群，让糖尿病患者群都重获健康生活！

全球医学科学家近百年来在糖尿病的各个专业层面进行了深入研究，获得了很大的进展。在糖尿病防治领域，特别是临床治疗上，专家共识的糖尿病治疗五个要点（即“五驾马车”）作为临床治疗标准已经得到验证，证明了2型糖尿病可防可治可“逆转”。全球著名的中国“大庆研究”① 持续了23年，早已证明了，通过生活方式干预可以防治2型糖尿病，而且预防作用可延续得更长，可延伸至干预停止后14年。2型糖尿病高危人群在不加干预的情况下，6年内有67%会患糖尿病，20年间有92%的人会患糖尿病，33%的人离开人世，44%的人至少发生一次心梗或者脑卒中。“大庆研究”证明，通过生活方式干预可预防糖尿病。后来美国、芬兰、印度、日本等多个国家进行的类似研究也得到了证实，表明生活干预方式对于预防2型糖尿病都是有效的，“大庆研究”奠定了中国糖尿病预防研究在该领域的世界领先地位。

在中国，成书于公元前200多年的《黄帝内经》中已经有了关于“消渴”的记载，1800多年前张仲景所著的《金匮要略》已经详尽阐述了“消渴症”的表现、病因、病机和治法，有症状的糖尿病在中医已经有了详尽的辨证治法。近几十年来，

---

① “大庆研究”指1997年国际著名的糖尿病杂志 *Diabetes Care* 发表了一篇来自中国的研究——大庆糖尿病预防研究。

中医中药在糖尿病的研究发展结合了现代医学对糖尿病的研究成果，利用现代科学手段诊断糖尿病，对糖尿病的辨证分型、降糖中药的机制以及中药防治糖尿病做了大量的探索、研究和实践，取得了丰硕的成果，形成了不同的治法疗法：①上、中、下三消分治；②养阴清热法；③益气养阴法；④补肾固精法；⑤健脾益气法；⑥活血化瘀法；⑦气功疗法。中药降糖成分如生物碱、多糖类、皂苷、黄酮类等的降糖作用研究也取得了进展。中医中药是我们中华民族先辈留给我们的宝贵财富，中医治疗消渴病（糖尿病）具有独特的优势，我们一定要用好中医药这一传统医学技术，为防治糖尿病提供多一个方法。

现代营养学是防治 2 型糖尿病的利器，2 型糖尿病及与其密切相关的肥胖症、高脂血症等都已经被证实与饮食营养能量的过度摄入有关，也与一些营养素的缺乏有关，因此充分利用营养学手段防治 2 型糖尿病是营养学专业人员和患者必须掌握的方法并需长期实施。特别是在我们这个时代，物质极其丰富，生活方式又非常多元化，各种美食的诱惑，已成为 2 型糖尿病高发的主要因素。普通老百姓对营养知识的普遍缺乏也是导致饮食营养发生偏差的重要原因，让普通人掌握营养知识就可以降低 2 型糖尿病的发生率，让糖尿病患者掌握营养知识就可以控制和延缓病情的发展。

科技发展进步让人类的体力活动愈发减少，特别是城市居民，生活舒适缺少活动，静态生活是普遍的生活方式。上班族的身体活动减少导致肥胖进而发展为胰岛素抵抗，已成为 2 型糖尿病发病的重要原因之一。糖友进行科学运动是控制血糖的重要一环，大肌群的运动既能增加胰岛素的敏感性，又可增强能量代谢，增加能量的消耗和输出，加强肌肉力量，同时可保持愉悦心情。研究表明，坚持规律恰当的运动，可使糖友死亡率显著下降。科学合理的运动需要运动指导，要按专家经过体质评估所给出的运动处方进行；不恰当的运动往往会损害身体，特别是运动系统功能。对于已经有了比较严重并发症的糖尿病患者，运动干预必须经过专家评估指导，以防意外事故发生或者病情加重。

口服降糖药或者注射胰岛素控制高血糖，是大多数糖友寄予希望的治疗手段，也是临床中治疗糖尿病的主要方法，在饮食和运动不能使血糖控制达标时，应及时服用降糖药物治疗。口服降糖药物主要有促胰岛素分泌剂（黄脲类和格列奈类）、双胍类、噻唑烷二酮类、α-糖苷酶抑制剂、二肽基肽酶－Ⅳ抑制剂（DPP－Ⅳ）和钠－葡萄糖共转运蛋白2抑制剂（SGLT－2抑制剂）。注射制剂有胰岛素及胰岛素类似物、胰高血糖素样多肽－1受体激动剂（GLP－1受体激动剂）。二甲双胍是2型糖尿病患者控制高血糖的一线用药和联合用药中的基础用药，主要药理作用是通过抑制肝糖原释放葡萄糖，改善外周组织对胰岛素的敏感性、增加对葡萄糖的摄取和利用，从而降低血糖，并可改善血脂、增加纤溶系统活性、降低血小板聚集性，使动脉壁平滑肌细胞和成纤维细胞生长受抑制等。它可能有助于延缓或改善糖尿病的血管并发症。二甲双胍可以使糖化血红蛋白（HbA1c）下降1%～2%，但不增加体重。

全面有效地防治2型糖尿病要以患者为核心，发挥患者的主观能动性。糖友必须学习并掌握糖尿病的基础知识，医护营养专业人员对糖友进行的糖尿病健康教育是糖尿病综合防治的基础。糖友要丢掉单纯依靠药物降糖控糖的幻想，接受相关知识教育，并付诸行动。糖尿病健康教育遵循“知、信、行”健康教育模式，以知识教育为基础，以落实行动为核心，以获得糖尿病扭转康复可停药为动力。

研究显示，通过健康教育等干预手段，严格控制不良的生活方式，可降低 2 型糖尿病高危人群的糖尿病发病率，也可增加患者对糖尿病的认识。合理饮食及运动、自我监测，控制血糖，可减缓急慢性并发症的发生、发展，从而提高生存质量、减少医疗费用，进而提高患者信心。开展糖尿病的健康教育、社区防治，是降低糖尿病发病率、减少并发症和减轻社会负担的主要举措。健康教育的目的是普及糖尿病知识和提高群众防病意识，力争从源头上把糖尿病管起来。其教育对象不仅是糖友，也包括家属及一般人群和专科医生、护士及营养师；形式上可以是学习班、自学结合听课、咨询和热线服务等方式；内容上包括基础知识指导、饮食指导、口服药物指导、并发症预防、血糖监测、健康行为、运动指导、心理疏导等。

第二章
糖尿病的流行病学分析

第一节　我国成年人糖尿病流行情况

糖尿病是常见的内分泌代谢疾病。根据《中国居民营养与慢性病状况报告（2015 年）》，2012 年中国 18 岁及以上居民糖尿病患病率为 9.7%，其中城市为 12.3%、农村为 8.4%，患者人数约 1 亿。18 岁及以上居民糖尿病知晓率为 36.1%，治疗率为 33.4%，控制率为 30.6%。

糖尿病并发症累及血管、眼、肾、足等多个器官，致残、致死率极高，严重影响患者健康，给个人、家庭和社会带来沉重的负担。2 型糖尿病是我国最常见的糖尿病类型。肥胖是 2 型糖尿病的重要危险因素之一。糖尿病前期人群如果接受适当的生活方式干预可延迟或预防糖尿病的发生。

根据我国糖尿病流行情况，可总结出以下特点：

（1）在我国患者群中，主要以 2 型糖尿病为主，2 型糖尿病占 90.0% 以上，1 型糖尿病约占 5.0%，其他类型糖尿病仅占 0.7%；城市妊娠糖尿病的患病率接近 5.0%。糖尿病患病率与经济发达程度有很大的关系。

（2）根据最新的研究可以发现，发达地区的糖尿病患病率仍明显高于不发达地区，城市仍高于农村，未诊断的糖尿病比例高于发达国家。在2007—2008年的调查中，调整其他危险因素后，男性患病风险比女性增加26%，而文化程度在大学以下的人群糖尿病发病风险增加57%。

（3）表型特点。我国2型糖尿病患者的平均体质指数（BMI）约为25 kg/m^2，而高加索人糖友的平均BMI多超过30 kg/m^2；餐后高血糖者比例高，在新诊断的糖友中，餐后血糖升高者占近50%。

国内儿童糖尿病的流行病学资料较为缺乏，临床上发现，近年来2型糖尿病患病率年龄20岁以下的人口显著增加。糖尿病合并心脑血管疾病常见。由于我国糖友平均病程短，特异性并发症如糖尿病视网膜病变和糖尿病肾病面临着巨大的挑战。

糖尿病在我国的发病率短期内急剧上升可能有以下几个原因：

（1）城市化。随着经济的发展，我国城市化进程明显加快。我国城镇人口占全国人口比例已经从2000年的34%上升到2006年的43%。

（2）老龄化。中国60岁以上老年人的比例逐渐增加，已进入老龄化社会，老年人占总人口比例，2000年为10%，2006年增加到13%，至2018年底，中国60岁及以上老年人口约为2.49亿，占总人口的17.9%，超过1.8亿老年人患有慢性病，患有一种及以上慢性病的比例高达75%，这当中老年糖友发病率超过20%（2007—2008年调查中60岁以上的老年人糖尿病患病率在20%以上），比20～30岁人群患病率高10倍。在调整其他因素后，年龄每增加10岁，糖尿病患病率提高68%。美国的调查结果是60岁以上的老年人糖尿病患病率为25%，41%的糖尿病患者群年龄在65岁以上。

（3）生活方式改变。城市化给人们的生活方式带来了巨大的变化，人们的出行方式也发生了巨大的变化，我国城市的主要交通工具进入了汽车时代。人们日常体育活动明显减少，但热量的摄入并没有减少，脂肪摄入在总热量摄入中明显增加。在农村，随着农业现代化，人们的劳动强度已大幅降低。同时，快节奏的生活使得人们长期处在应激环境中，这些改变跟糖尿病的发生可能有着密切的联系。

（4）肥胖和超重的比例增加。生活方式的改变使超重和肥胖的比例显著增加。按世卫组织的诊断标准，在2007—2008年的受访者中有25.1%超重，5.0%肥胖，与1992年和2002年相比有显著增加。

（5）筛查方法。2007—2008年的调查使用一步法OGTT的筛查方法，结果显示，在新诊断的糖友中46.6%的空腹血糖 < 7.0mmol/L，但餐后2小时血糖 > 11.1mmol/L，糖尿病前期的人群中70%是孤立的IGT。

（6）易感性。在肥胖程度相同的情况下，亚裔美国人发生糖尿病的风险会增加。与白人相比，经性别、年龄和BMI调整后，亚洲人发生糖尿病的风险为1.6。在发达国家和地区，中国人的糖尿病患病率和发病率高于白人，这也支持了中国人易发生糖尿病的观点。

在20世纪90年代中前期的流行病学调查显示，与大陆地区华人生活习惯相近、经济相对发达的国家（如新加坡）和地区（如中国香港、台湾地区），其年龄标化的糖尿病患病率为

7.7% ～ 11.0% 。与此相对应的是，在 1987、1992 和 1998 年 3 次流行病学调查中，毛里求斯 25 ～ 75 岁的华人糖尿病患病率超过了 11% 。

（7）糖友生存期增加。随着对糖尿病各种并发症危险因素控制水平的改善以及并发症治疗水平的提高，因并发症而死亡的风险明显降低，糖尿病患者的生存期延长。总之，中国糖尿病患病率高、未诊断人群比例高、高危人群数量多，提示糖尿病的预防工作任重而道远。

第二节　中国糖尿病并发症流行情况

在糖友中流传着这样一句话：“糖尿病并不可怕，可怕的是糖尿病并发症”。2 型糖尿病患者在疾病的进程中会出现多种的急慢性并发症。世界卫生组织曾经统计，糖尿病的并发症有 100 多种，如糖尿病酮症酸中毒、心血管并发症、糖尿病脑血管并发症、糖尿病眼病、糖尿病肾病、糖尿病足、糖尿病神经损伤、糖尿病皮肤病等，严重影响糖尿病患者生活质量，甚至导致死亡。据对中国糖尿病住院患者的调查，糖尿病慢性并发症的患病率已经很高（见表 2 - 1），有些并发症已经达到或超过西方国家水平；2/3 的 2 型糖尿病患者，至少有一种糖尿病慢性并发症。糖尿病住院患者中，73.2% 的患者有一种或多种糖尿病慢性并发症。据估算，中国糖友中，合并高血压者多达 1200 万人，脑卒中 500 万人，冠心病 600 万人，双目失明 45 万人，尿毒症 50 万人，截肢 16 万人。

中国糖尿病相关大血管病变及微血管并发症的发病率远高于一般人群，已接近西方发达国家水平，其中高血压发病率增高的倍数与国外相似，而冠心病和脑卒中的发病率增高的倍数则远远高于国外。中国糖友中慢性并发症患病率也远远高于国内一般人群。

表2－1　中国2型糖尿病并发症的患病情况

并发症	高血压	脑血管病变	糖尿病足	心血管病变	眼部病变	肾脏病变	神经病变
患病率/%	34.2	12.6	17.1	5.2	35.7	34.7	61.8

注：1991—2000年数据。

第三节　老年糖尿病的几个问题

国内外资料表明，老年糖尿病发病率在20%以上，高于一般成年人群的发病率，这一数据还在增长中。50%的老年糖友以餐后血糖升高为主，而非空腹血糖升高，所以老年人的血糖检查，除了空腹血糖以外还要加做餐后血糖检测。

一、老年糖尿病的临床症状

典型的症状如多尿、多饮、多食和体重下降的“三多一少”症状在老年患者中仅占20%～40%，且程度轻，易被忽视。由于生理性老化和疾病的影响，老年人对口渴不敏感，出现烦渴、多饮症状的少见或程度轻微。随着年龄增加，肾糖阈值（12.0 ～ 13.0 mmol/L）逐步升高，血糖轻度升高时多尿症状不明显。由于老人糖尿病症状不典型或无症状，多数患者是因健康检查或其他身体不适等原因就诊而发现，致使老年糖友常常在诊断糖尿病之时病程已久，已存在多种并发症，甚至部分老年糖尿病以并发症为首发表现，进一步检查时才明确诊断为糖尿病，如糖尿病高血糖高渗综合征，心、脑血管意外以及视力下降等。餐后血糖升高，比空腹血糖升高更明显，近 50% 的老年患者空腹血糖正常，仅仅餐后血糖升高。

老年糖友并存多种严重并发症，又因年龄大、病程长、治疗延误等原因，常同时伴发多种慢性并发症，包括大血管和微血管并发症，累及心、脑、肾、眼及足等全身多个脏器。在老年糖友中，并发症的发生率、严重程度、致残率及致死率比一般人群更高。如糖尿病老年人群的冠心病发生率及其相关死亡率是非糖尿病老年人群的 2 倍，且冠状动脉病变较弥漫，管腔狭窄严重，受累血管多，无痛性心肌梗死较多见；脑血管病患病率是非糖尿病老年人群的 3 ～ 4 倍，常为脑血栓形成；糖尿病肾病常与高血压肾病并存，使原本已处于生理性老化的肾脏功能进一步衰退。

老年糖友可有特殊临床表现，应引起足够重视，主要有：

（1）肩关节疼痛：可有肩关节疼痛伴中、重度关节活动受限。

（2）精神心理改变：表现为抑郁、焦虑、悲观、记忆力减退及认知功能受损。

（3）糖尿病性肌病：包括不对称肌无力、疼痛、骨盆肌和下腹肌萎缩，体重下降。

（4）肾乳头坏死：常发生在老年糖友，往往无腰痛和发热。

（5）糖尿病性神经病性恶病质：是老年糖尿病常见的一种特殊并发症，表现为抑郁、体重明显下降、周围神经病变伴剧痛，在持续1～2年后可自然缓解。

二、 老年糖尿病的特点及其治疗

老年糖尿病的特点决定了其在治疗上也有一些不同于一般成年人的地方。首先要保证安全，尽量避免肝肾功能损害以及低血糖的发生；治疗方案简单，容易执行；适当放宽血糖控制目标，以避免低血糖。由于老年人的反应比较迟钝或存在不同程度的神经病变，容易发生“无症状性低血糖”，患者常常在没有任何征兆的情况下直接进入昏迷状态。这种情况如果发生在夜间则非常危险，往往因为错过了抢救时机而导致严重的脑损伤甚至死亡。此外，老年人多伴有心脑血管动脉粥样硬化，一旦发生低血糖可诱发心肌梗死及脑卒中。为了安全起见，老年人的血糖控制标准不宜过严。最新的中国糖尿病防治指南建议，老年人的空腹血糖 <7.8 mmol/L，餐后2小时血糖 <11.1 mmol/L即可。

饮食治疗应考虑老年人的身体特点。老年糖友的饮食治疗原则与一般糖友相同，但也有它的特殊之处：①基础代谢率低，活动量及热量消耗相对减少，尤其对于肥胖者，更应该限制热量摄入，不宜过量。②老年人的消化系统功能减弱，对食物的消化和营养物质的吸收能力差，所以在食物选择和烹饪加工上要尽量做到营养丰富，比如含蛋白质丰富的牛奶、鸡蛋，加工烹调时要做到细软清淡烂。③老年糖友合并有其他慢性疾病时

（如高血压、高血脂、高尿酸、肾功能损害等），要具体分析，有针对性地制定饮食计划和食谱，全面兼顾。④有部分老年糖友存在营养不良的情况，在经过营养评估以后，要给予合适的热量和营养素，可以考虑使用营养补充剂。⑤中医食疗调理也具有一定的优势，对于体质偏颇明显或痰湿脾虚的患者，可以辨证给予药膳食疗，药食兼顾。

运动治疗要量力而行，老年人不宜做剧烈运动。适合老年人的运动疗法有快步走、慢跑、太极拳等，其中步行运动锻炼是适合大部分老年人的项目，通过下肢的大肌群运动配合上肢及躯干的合理运动来消耗掉肌糖，从而达到降糖的目的。运动的益处当然还包括心肺功能的锻炼。餐后半小时至 1 小时内开始散步，持续 30 分钟。另外，运动应遵循循序渐进、量力而行、长期坚持的原则。如果患者存在严重并发症，如糖尿病肾病、活动期糖尿病视网膜病变、未得到控制的严重高血压、不稳定性心绞痛、重度糖尿病周围神经病变、下肢血管病变，血糖高且不稳定等，应尽量避免运动，或是选择一些比较舒缓的运动项目如广播体操、弹力带拉伸等，以防发生意外。老年糖友外出时应携带糖尿病保健卡，同时告诉家人活动的时间与地点，以便在发生意外时得到帮助；外出活动时要随身携带含糖食品或饮料；夏天运动要注意多饮水，预防运动中发生低血糖。

心态的自我调整和家人朋友的和谐相处也很重要。糖尿病属于身心性疾病，心理因素是血糖波动的因素之一，血糖控制不佳也会导致不良情绪反应。临床调查发现，糖友患抑郁症的概率是正常人群的三倍，有一半左右的糖友合并不同程度的抑郁症。抑郁症不仅给糖尿病患者带来了心理上的阴霾，而且对糖尿病患者的康复也十分不利。

要全面监测控制各种心血管危险因素，积极治疗并发症。老年糖友常合并高血压、高血脂及肥胖等，因此，在降低血糖的同时，还应该全面控制高血压、高血脂、高血黏、高尿酸、肥胖等多重心血管危险因素，不要吸烟，只有这样，才能避免和减少心血管事件的发生与发展。老年糖友常常伴有各种慢性并发症，如心脑血管病、下肢血管病变、糖尿病肾病、白内障、眼底视网膜出血、糖尿病足等，给患者带来极大的痛苦，因此必须多学科专业积极全面治疗，防止进一步恶化，以提高老年患者的生活质量，延长寿命。

第三章
糖尿病的临床诊断及并发症

第一节　糖尿病的诊断标准及各种血糖监测的临床意义

一、如何诊断糖尿病?

糖尿病的临床诊断应依据静脉血浆血糖而不是毛细血管血糖检测结果。目前国际通用的诊断标准和分类是 WHO（1999年）标准，我国在此标准上于 2020 年增加了糖化血红蛋白（HbA1c）作为糖尿病的补充诊断指标之一。

糖尿病的诊断标准为：

（1）糖尿病症状（典型症状包括烦渴多饮、多尿、多食和不明原因的体重下降）加上以下任意一项：

任意时间血浆葡萄糖水平≥11.1 mmol/L（200 mg/dL）

或空腹血浆葡萄糖（FPG）水平≥7.0 mmol/L（126 mg/dL）

或口服葡萄糖耐量试验（OGTT）中，2 小时血糖（2 hPG）水平≥11.1 mmol/L（200 mg/dL）

或糖化血红蛋白≥6.5%。

（2）无糖尿病症状，则需另日重复检查上述血糖。

注意：糖尿病诊断是依据空腹、任意时间或 OGTT 中 2 小时血糖值诊断。

空腹指至少8小时内无任何热量摄入。随机血糖指不考虑上次用餐时间，一天中任意时间的血糖，它不能用来诊断空腹血糖异常或糖耐量异常。任意时间指一日内任何时间，无论上次进餐时间及食物摄入量。

二、 糖尿病高危人群及糖尿病前期

成年人中糖尿病高危人群：在成年人（>18岁）中，具有下列任何一个及以上的糖尿病危险因素者：

（1）年龄≥40岁；

（2）有糖尿病前期（IGT即糖耐量减低、IFG即空腹血糖受损或两者同时存在）史；

（3）超重（BMI≥24）或肥胖（BMI≥28）和（或）中心型肥胖（男性腰围≥90 cm，女性腰围≥85 cm）；

（4）静坐生活方式；

（5）一级亲属中有2型糖尿病家族史；

（6）有妊娠期糖尿病史的妇女；

（7）高血压［收缩压≥140 mmHg和（或）舒张压≥90 mmHg］，或正在接受降压治疗；

（8）血脂异常［高密度脂蛋白胆固醇（HDL－C）≤0.91 mmol/L和（或）三酰甘油（TG）≥2.22 mmol/L］，或正在接受调脂治疗；

（9）动脉粥样硬化性心血管疾病（ASCVD）患者；

（10）有一过性类固醇糖尿病病史者；

（11）多囊卵巢综合征（PCOS）患者或伴有与胰岛素抵抗相关的临床状态（如黑棘皮征等）；

（12）长期接受抗精神病药物和（或）抗抑郁药物治疗以及他汀类药物治疗的患者。

在上述各项中，糖尿病前期人群及中心型肥胖是2型糖尿病最重要的高危人群，其中IGT人群每年有6%～10%的个体进展为2型糖尿病。

三、糖尿病各种血糖检测的意义

1．空腹血糖

①反映患者在无糖负荷刺激状态下的基础胰岛素的水平；

②反映前一天晚间用药是否受到“黎明现象”或“苏木杰反应”的干扰；

③是诊断糖尿病的指标之一。

注意事项：最好在清晨6—8点检测。检测前已禁食8小时，不用降糖药或胰岛素、不吃早餐、不运动，可以饮水。

2．餐前血糖

①反映胰岛β细胞分泌功能的持续性，有低血糖风险者应测；

②正常人早餐后2小时血糖和午餐前血糖之差应>1.0，差值大表示胰岛后续功能好，差值小表示胰岛后续功能差或药量不足。

注意事项：在进餐前半小时内或打胰岛素之前检测。

3．餐后2小时血糖

①反映胰岛β细胞的储备功能，有助于2型糖尿病的早期诊断，早期患者空腹血糖正常，餐后血糖高，这与患者基础胰岛素分泌正常、餐后分泌减低有关；

②餐后高血糖是导致慢性并发症发生的重要因素。

注意事项：从吃第一口饭开始计时，到2小时检测，整个进餐时间最好不超过半小时。务必按平常的治疗方案用药后再检测。

4．睡前血糖

睡前血糖反映胰岛β细胞对晚餐后高血糖的控制能力，监测睡前血糖主要是为了指导患者夜间合理用药（包括注射胰岛素），以及是否需要加餐，以避免夜间发生低血糖。

注意事项：通常在晚上10点左右检测。

5．凌晨血糖

①有助于鉴别空腹高血糖的原因，究竟是“黎明现象”还是“苏木杰反应”。这两种情况的临床处理截然不同；

②夜间3点的血糖不应 <3.9 mmol/L，若低于该值，表示夜间出现过低血糖。

注意事项：通常在凌晨3点检测，最好能连续观察2～3天。

6．随机血糖

①可在怀疑有低血糖或明显高血糖时随时检测；

②也可在生病、月经期或情绪变化较大时检测。

注意事项：不考虑进餐时间，在一天中的任意时间都可以检测。

四、 糖尿病临床化验单常见指标释义

对于糖友来说，定期到医院复查病情是个好习惯。那么，医生每次开的各种化验检查都有什么意义呢？我们不妨来初步了解一下。

1．血糖

临床上所说的血糖是指血浆中的葡萄糖。

空腹血糖（FPG），是指隔夜空腹（至少8小时除饮水外未进任何食物），于早餐前抽静脉血所测的血糖，它间接反映基础胰岛素的分泌功能；餐后2小时血糖（P2hPG）则可间接反映胰岛β细胞的储备功能。

空腹血糖≥7.0 mmol/L和(或)餐后2小时血糖≥11.1 mmol/L，经两次测量后即可诊断为糖尿病；空腹血糖6.1～7.0 mmol/L为空腹血糖受损（IFG），餐后2小时血糖7.8～11.1 mmol/L为糖耐量受损（IGT）。空腹血糖受损和糖耐量受损统称为糖尿病前期。

2．尿糖

正常情况下，尿液中只含有微量的葡萄糖，尿糖检查呈阴性。当血糖增高到一定程度（8.89～10.00 mmol/L）时，肾脏的肾小管就不能将尿液中的葡萄糖全部吸收，尿糖就会增高，呈阳性，化验单上用“+”号表示。

一般情况下，尿糖可以反映出血糖的情况。但尿糖还受许多其他因素的影响，有时血糖与尿糖并不完全一致。例如：当患者有肾脏疾病时，由于肾糖阈增高，尽管患者血糖很高，其尿糖却往往呈阴性；再如，妊娠期妇女肾糖阈往往降低，尽管血糖不高，其尿糖也可呈阳性。因此，尿糖结果仅供参考，而不能作为糖尿病的诊断依据。

3．葡萄糖耐量试验（OGTT）

健康人在一次摄入大量葡萄糖后，血糖浓度仅为暂时性轻度升高，2小时后可恢复到正常水平，此谓人体的耐糖现象。给受试者测定空腹血糖后，口服75g葡萄糖，之后分别在半小时、1小时、2小时及3小时时采血测血糖，并画出相应的血糖－时间曲线，即为口服葡萄糖耐量试验。

空腹血糖正常值为3.9～6.1 mmol/L，在口服葡萄糖0.5～1小时血糖达高峰，峰值<8.89 mmol/L，2小时后血糖<7.8 mmol/L，3小时后血糖恢复正常。

葡萄糖耐量试验对糖尿病具有很大的诊断价值。对空腹血糖正常或可疑升高，及餐后2小时血糖可疑升高等疑有糖尿病者，均须依赖葡萄糖耐量试验才能做出最后诊断。但葡萄糖耐量试验不能用于评估糖尿病控制情况。

4. 糖化血红蛋白和糖化血清蛋白

血糖水平受饮食、运动量、情绪、药物的影响而经常波动，因此，化验一次血糖只能反映采血那一刻的血糖水平，不能反映采血前一段时间内的平均血糖水平。

糖化血红蛋白可以反映采血前2～3个月的平均血糖水平，其正常值为4%～6%。我国糖尿病指南要求，糖友应将糖化血红蛋白控制在7.0%以下。

糖化血清蛋白反映的是近2～3周内的平均血糖水平，其正常值为1.7～2.8 mmol/L。对于血糖波动较大的糖友，了解其平均血糖水平更有意义。

5. 胰岛功能测定试验

胰岛功能测定试验主要用于了解胰岛β细胞的功能状态，协助判断糖尿病类型并确定治疗方案。通常包括：

(1) 胰岛素释放试验：

口服75 g葡萄糖，测定餐前及餐后血浆胰岛素水平。空腹正常胰岛素值为35～145 pmol/L（5～20 mU/L），服糖后30～60分钟上升至高峰，峰值为空腹的5～10倍，3～4小时恢复至空腹水平。1型糖友胰岛素分泌严重缺乏，餐后胰岛素分泌也无明显增加，胰岛素释放曲线呈无反应型或低平曲线。

2 型糖尿病早期，空腹及餐后胰岛素水平可正常甚至略高，但胰岛素分泌高峰往往延迟至 2 ～ 3 小时后出现；2 型糖尿病晚期，由于患者胰岛 β 细胞功能趋于衰竭，其胰岛素分泌曲线可与 1 型糖尿病相似。在指导用药方面，如果胰岛素分泌量不低，说明主要问题是胰岛素抵抗，治疗上应控制饮食、加强锻炼、减肥，选择改善胰岛素抵抗的药物（如双胍类或噻唑烷二酮类药物等）；如果胰岛素分泌严重缺乏，则应及时加用胰岛素治疗。

（2）C 肽释放试验：

C 肽是胰岛素原最后生成胰岛素时的等分子离解产物，因此，测定 C 肽可以间接反映自身胰岛素的分泌情况。

健康人空腹血浆 C 肽值不小于 400 pmol/L(0.3 ～ 1.3 nmol/L)，30 ～ 60 分钟上升至高峰，峰值为空腹的 5 ～ 10 倍，3 ～ 4 小时恢复至空腹水平。本试验的意义与胰岛素释放试验相同。血清 C 肽测定可以排除外源性胰岛素的干扰，能更准确地反映患者自身胰岛 β 细胞的分泌功能。

6. 尿微量白蛋白（UAER）

糖友常易并发肾脏损害，如不及时发现和治疗，会逐渐发展为尿毒症。早期糖尿病肾病者，行尿常规检查时尿蛋白常为阴性，易被忽略，待尿常规中出现尿蛋白时，肾脏病变往往已不是早期。

尿微量白蛋白测定是反映早期肾损害的敏感指标，尿微量白蛋白超过 30 mg/24h 或 20 μg/min，则提示有早期肾损害。此时如能严格地控制血糖、血压并配合其他治疗，肾功能多半可以恢复正常。

7. 血、尿酮体

重症糖友由于胰岛素严重缺乏及糖利用障碍，造成脂肪分解，产生大量酮体并在血中堆积，引起糖尿病酮症酸中毒，如不能及时发现和救治，可危及患者生命。

尿酮体检查是筛查试验，结果阳性也可能是由于不能进食或呕吐造成的；结果阴性也不能完全排除酮症，故准确性较差。可靠的试验是测定血中的 β-羟丁酸含量，该指标 >1.0 mmol/L 为高血酮，>3.0 mmol/L 提示可有酸中毒。

第二节　糖尿病的急性并发症

一、 低血糖

糖尿病治疗过程中常常会出现低血糖症状，轻者表现为饥饿感、心慌、出汗、手抖、面色苍白、软弱无力等症状，重者可导致神志不清、昏迷甚至死亡。正常人的血糖为 3.9 ～ 6.1 mmol/L，糖尿病患者的血糖低值一般要求在 4.0 mmol/L 以上，低于 3.9 mmol/L 即可诊断为低血糖，出现的症状因人而异。

交感神经兴奋阶段主要表现为：心慌、出汗、面色苍白、软弱无力、肢凉手抖、饥饿感、头晕等。

脑缺糖阶段可出现各种精神异常的表现，如注意力涣散、反应迟钝、言语增多、思维混乱、答非所问、兴奋躁动、神志恍惚、幻觉等，此时常被误认为精神病而贻误治疗。

意识丧失阶段患者完全失去知觉，发生抽搐乃至昏迷，最后变成植物人，甚至死亡。

二、 糖尿病酮症酸中毒

糖尿病酮症酸中毒是糖尿病最常见的急性并发症之一，患者除了“三多一少”症状较前加重以外，往往还有明显的消化道症状及意识障碍，尿酮体化验呈阳性。一旦确诊为酮症酸中毒，就必须住院救治。

糖尿病酮症酸中毒的诊断：血糖升高，达 16.7 ～ 33.3 mmol/L（300 ～ 600 mg/dL），尿酮体阳性（+ ～ ++++）、血 pH 值≤7.2，便可诊断为糖尿病酮症酸中毒。

酮症酸中毒早期的主要表现为：

①糖尿病症状加重，极度口渴、多饮、多尿、全身乏力；

②明显的消化道症状，如厌食、恶心、呕吐、腹痛等，颇似胃肠炎；

③头晕、头痛、表情淡漠、嗜睡、烦躁；

④呼吸加快。

也有少数患者没有上述症状，只是尿酮检测阳性。

三、 糖尿病高渗性昏迷

糖尿病高渗性昏迷是一种好发于老年糖友的急性并发症，平均发病年龄在 60 岁以上，尤其是夏天多发，比较凶险。患者表现为脱水现象明显如皮肤干燥、眼球内陷、脉搏细弱等。患者之前“三多一少”症状往往已经比较严重，诱发因素有：应激状态，如急性感染、急性胃肠炎、外伤、手术、急性心梗、脑卒中、消化道出血等应激因素；进水不足，导致血液浓缩及血浆渗透压升高；失水过多，如发热、严重呕吐、流大汗等；摄入淀粉类食物过多血糖过高。一些药物可引起血糖过高，如糖皮质激素、利尿剂、β－受体阻滞剂等。具体诊断依据：

①中老年人，临床上有明显的脱水和意识障碍；

②血浆渗透压在 280 ～ 300 mmol/L；

③血糖≥33.3 mmol/L(600 mg/dL)；

④尿糖（＋＋＋＋）、尿酮体阴性或可疑阳性。

高渗性昏迷虽然凶险，但是预防比较容易，多饮水保持尿量，监测血糖，慎用药物，有身体不适感觉及时就医治疗。

第三节　糖尿病的慢性并发症

1．心血管疾病

糖尿病是冠心病的等危症，高血糖是冠心病的重要病因，冠心病是糖尿病的主要大血管合并症。据报道，糖尿病并发冠心病者高达 72.3%，约 50% 的 2 型糖尿病患者在诊断时已经有了冠心病，75% 的糖友终将死于冠心病，为非糖友的 2 ～ 4 倍。

2．脑血管病

脑血管病是糖友重要的并发症，脑血管病的患病率高于非糖友人群，其中脑梗死的患病率为非糖尿病者人群的 4 倍。糖友脑卒中的死亡率、病残率、复发率较非糖友高，病情恢复慢。脑血管病严重损害患者生活质量，显著增加医疗经费的支出，对个人、家庭、社会来说都是很大的负担。

脑血管疾病的临床表现有两种。

①出血性脑血管病。多发生在剧烈运动、酗酒、情绪激动后，发病突然、急剧，经常有头痛等中枢和周围神经损伤症状，意识障碍的发生率较高，发病后 2 ～ 3 天内可能逐步稳定，如进

行性加重，则预后较差。

②缺血性脑血管病。由于清晨血糖高，血液浓缩，血压偏高，所以多发生在上午 4—9 时。初发病灶多局限，所以症状较轻。首发症状多为某一肢体乏力，自主活动受限，肌力下降，由于颅内压多无明显升高，故头痛一般不严重或不明显。

3．糖尿病肾病

慢性肾脏病（CKD）包括各种原因引起的慢性肾脏结构和功能障碍。糖尿病肾病是指由糖尿病所致的 CKD。我国有 20%～40% 的糖友合并糖尿病肾病，糖尿病肾病现已成为 CKD 和终末期肾病的主要因素。糖尿病肾病的危险因素包括年龄、病程、血压、肥胖（尤其是腹型肥胖）、血脂、尿酸、环境污染物等。CKD 的诊断主要依赖尿白蛋白和 eGFR 水平，治疗强调以降糖和降压为基础的综合治疗。

4．糖尿病视网膜病变

糖尿病视网膜病变是糖尿病最常见的微血管并发症之一，是不可逆性致盲性疾病。糖尿病视网膜病变尤其是增殖期视网膜病变，是糖尿病特有的并发症，罕见于其他疾病。糖尿病视网膜病变的主要危险因素包括糖尿病病程、高血糖、高血压和血脂代谢紊乱。

5．糖尿病神经病变

糖尿病神经病变是糖尿病最常见的慢性并发症之一，病变可累及中枢神经及周围神经，以后者多见。糖尿病神经病变的发生与糖尿病病程、血糖控制等因素相关，病程达 10 年以上者，易出现明显的神经病变临床表现。糖尿病周围神经病变（DPN）临床表现：双侧肢体疼痛、麻木、感觉异常等；近端运动神经病变：一侧下肢近端严重疼痛为多见。因此，所有 2 型糖尿病患者确诊时应进行糖尿病神经病变筛查，随后至少每年筛查一次。运动神经同时受累，伴迅速进展的肌无力和肌萎缩。颅神经损伤以上睑下垂（动眼神经）最为常见，其次为面瘫（面神经）、眼球固定（外展神经）、面部疼痛（三叉神经）及听力损害（听神经）。

糖尿病自主神经病变常常表现为：

（1）心血管自主神经病变。表现为直立性低血压、晕厥、冠状动脉舒缩功能异常、无痛性心肌梗死、心脏骤停或猝死。

（2）消化系统自主神经病变。表现为吞咽困难、呃逆、上腹饱胀、胃部不适、便秘、腹泻及排便障碍等。

（3）泌尿生殖系统自主神经病变。性功能障碍，男性表现为勃起功能障碍和（或）逆向射精，女性表现为性欲减退，性交疼痛。对于勃起功能障碍者，应考虑进行性激素水平评估来排除性腺机能减退。膀胱功能障碍表现为排尿障碍、尿失禁、尿潴留、尿路感染等。其他自主神经病变表现为出汗减少或不出汗，从而导致手足干燥开裂，容易继发感染。

6．糖尿病性下肢血管病变

下肢动脉病变是外周动脉疾病的一种，表现为下肢动脉的狭窄或闭塞。与非糖友相比，糖友更常累及股深动脉及胫前动脉等中小动脉。其主要病因是动脉粥样硬化，但动脉炎和栓塞等也可导致下肢动脉病变，因此糖友下肢动脉病变通常是指下肢动脉粥样硬化性病变（LEAD）。下肢动脉粥样硬化性病变的患病率随年龄的增大而增加，与非糖友相比，糖友发生下肢动脉粥样硬化性病变的危险性增加 2 倍。在我国 50 岁以上、存在至少一种心血管危险因素的糖友中，五分之一左右的患者合并下肢动脉粥样硬化性病变。

下肢动脉粥样硬化性病变与冠状动脉疾病和脑血管疾病等动脉血栓性疾病常同时存在，故下肢动脉粥样硬化性病变对冠状动脉疾病和脑血管疾病有提示价值。下肢动脉粥样硬化性病变对机体的危害除了导致下肢缺血性溃疡和截肢外，更重要的是这些患者发生心血管事件的风险性明显增加，死亡率更高。

7. 糖尿病足

糖尿病足是糖尿病最严重和治疗费用最高的慢性并发症之一，重者可以导致截肢和死亡。新近调查研究发现，我国 50 岁以上糖友 1 年内新发足溃疡的发生率为 8.1%，治愈后糖尿病足溃疡患者 1 年内新发足溃疡的发生率为 31.6%。2010 年的调查显示，我国三甲医院中，由于糖尿病所致截肢占全部截肢的 27.3%。因此，预防和治疗足溃疡可以明显降低截肢率及死亡率。糖尿病足是指糖友因下肢远端神经异常和不同程度的血管病变导致的足部感染、溃疡和（或）深层组织破坏。糖尿病足治疗困难，但预防则比较有效。应对所有的糖友的足部进行定期检查，检查足部有无畸形、胼胝、溃疡、皮肤颜色变化，足背动脉和胫后动脉搏动、皮肤温度以及有无感觉异常等。

第四章 糖及糖代谢

糖是人体所需的一类重要营养物质，其主要生理功能是为生命活动提供能源和碳源。糖类在自然界分布极广，是人类食物中的主要成分，它与蛋白质、脂肪一起并称为人体的三大营养素。广义的糖（又称为“碳水化合物”）包括没有甜味的多糖（即淀粉）以及带有甜味的单糖（葡萄糖、果糖）和双糖（蔗糖、麦芽糖、乳糖），所有进入人体的糖类最终都要转变成葡萄糖才能被机体吸收利用。人的一切生命活动及代谢都需要糖来提供能量，糖是体内的主要供能物质，处于优先利用的地位，没有糖生命活动就无法进行。1 mol 葡萄糖完全氧化生成二氧化碳和水可释放 2840 kJ 的能量，其中约 34% 转化储存于 ATP（三磷酸腺苷），以供应机体生理活动所需要的能量。

第一节　血糖的作用及其来源与去路

血糖是指血液中所含的葡萄糖，它是人体能量供应的主要来源。血糖是人体新陈代谢最重要的能量来源，稳定的血糖水平是生命活动及生长发育所必需的。了解血糖的来龙去脉对糖友控制血糖有很大的帮助。

一、 血糖的作用

1. 为生命活动提供能量

葡萄糖氧化后可以产生能量，1 g 葡萄糖在体内氧化后可产生 4 kcal 的热能，机体生命活动所需能量有 70% 来源于血糖。

2. 维持大脑功能

葡萄糖是大脑的主要能量来源，也是红细胞和视网膜唯一的能量来源。体重 70 kg 的人，每天的葡萄糖总消耗量约为 160 g，其中的 120 g（100 ～ 200 g）被大脑利用。也就是说，占体重 5% 的脑组织每天消耗的葡萄糖，要占机体总消耗葡萄糖的 75% 以上。血糖浓度下降，首先影响大脑功能，人体出现疲乏、头晕、视物模糊、嗜睡甚至昏迷。长期反复发生低血糖还可能会影响智力，导致痴呆，因此，保持血糖正常，是预防老年性痴呆的重要环节。

3. 维持心脏及骨骼肌功能

当身体缺乏血糖供应时，心脏和骨骼肌的工作能力就会下降；心肌中肌糖原储存不足时可能会发生心绞痛，骨骼肌中肌糖原储存不足时会导致耐力不够。

4. 肝脏保护功能

血糖是合成肝糖原的前体，具有一定的保肝作用。血糖在肝脏能合成糖蛋白，糖蛋白能保持蛋白质在肝脏的储备；血糖在肝脏能合成葡萄糖醛酸，葡萄糖醛酸可直接参与肝脏的解毒功能。

5. 参与组织细胞的构成

由血糖合成的糖蛋白是细胞膜的组成成分，由血糖合成的糖脂是神经组织的组成成分，血糖也是合成遗传物质核糖和脱氧核糖的重要组成物质。

6. 参与脂肪代谢

脂肪在正常代谢时，必须有足够的葡萄糖参与，否则在血液中会形成对机体有害的酮体。重症糖友由于血糖太高不能正常代谢，脂肪氧化不全，酮体生成增多，从而导致酮症酸中毒。

二、 血液中的糖是从哪里来的?

人体血液中的葡萄糖浓度，随着人体进食多少和活动情况而变化，如餐后高、饥饿时低，但一般健康人群都会在正常的范围之内波动。血糖过高或过低都是疾病的征兆，提示着机体的代谢可能出现了问题，所以将其控制在正常水平是很重要的。血糖主要来自我们所吃的食物、肝糖原的分解以及脂肪、蛋白质等非糖物质的转化。

1. 食物来源

吃进的食物，特别是谷薯类如大米、面食、马铃薯、杂豆等含有大量的淀粉即碳水化合物，消化后成为葡萄糖，经肠道吸收进入血液，即成为血糖。

2. 肝糖原分解

当人感到饥饿时，肝脏储存的糖原会分解为葡萄糖作为补给，使血糖保持在正常水平。

3. 其他物质转化

医学上把这个转化称为糖异生，是指储存在体内的蛋白质和脂肪分解成为氨基酸、甘油、乳酸等非糖物质，再转变为糖的过程。

一般来说，我们身体糖原储备是有限的，肝糖原占 100 ～ 120 g，超过 10 小时肝糖原将耗尽。但人体不能缺乏糖，尤其是大脑细胞和血细胞，它们本身没有糖原储备，一旦缺乏血糖供应，就会出现大脑功能障碍，表现为嗜睡、头晕，此时体内的蛋白质和脂肪就会分解，进而再合成葡萄糖。正常的血糖，无论是空腹还是饭后，都可以用来调节机体，使血糖保持在一个相对稳定的范围内。有糖尿病等疾病的人，身体不能调节，产生不正常的高血糖或低血糖，会影响健康。

三、 血糖的去路有哪些?

血糖的去路主要是分解后产生能量，剩余的部分则转化为糖原储存起来供机体备用，若糖原储存完成后还有富余血糖，则肝脏将血糖转化为脂肪储存在皮下脂肪和内脏脂肪中。在胰岛素的帮助下，血糖的去路主要有以下五个方面：

①在肝脏内以肝糖原形式储存起来，肝糖原为 100 ～ 120 g。

②进入肌肉细胞变成肌糖原储存起来，肌糖原约为 245 g。

③转化为脂肪进入脂肪组织储存起来。这是肥胖的发生机制，脂肪组织接受转化的碳水化合物的量是巨大的，脂肪细胞组织储存脂肪的能力是无限量的，所以才有一些严重的肥胖者体重可以达到几百公斤的现象。

④还可以进入各个组织细胞，转化为细胞的组成成分。

⑤在各组织细胞中，利用代谢产生能量，供人体利用而消耗掉。

空腹时血糖主要供应给脑组织，其他组织利用和消耗血糖数量很少，主要利用和消耗脂肪酸。进食 2 ～ 3 小时，体内全身组织都利用葡萄糖。当血糖浓度高于 8.9 mmol/L 时，则随尿排出形成糖尿。

糖的来源与去路可概括为图 4 - 1。

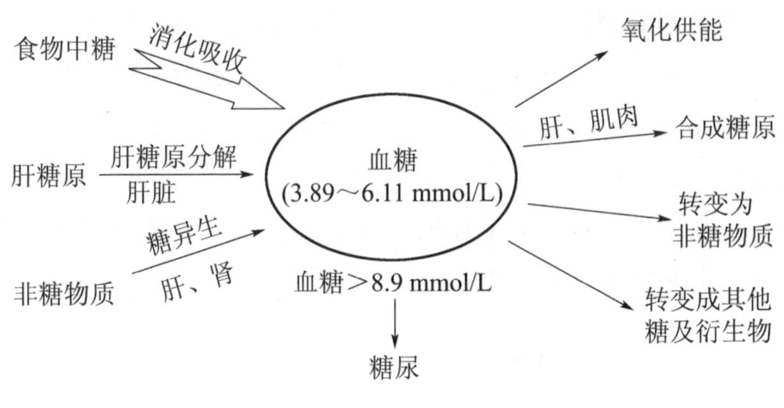

图 4－1　糖的来源与去路

提醒：胰岛功能减退是导致糖代谢异常的主要原因，但作为参与糖调节的器官，肝脏、垂体、肾上腺、甲状腺等胰外脏器的病变同样也可导致血糖异常，而这一点常常被人们所忽略。

第二节　血糖的调节

正常情况下，一天中血糖的浓度不是一成不变的。一般规律是餐前血糖偏低，餐后血糖偏高。然而，正常人的血糖，无论是空腹时还是饭后，都维持在一定的范围内，也就是波动的幅度不大。一般来说，血糖在凌晨 3 点或 4 点（寅时）处于最低点，但通常不会低于 3. 3 mmol/L，以后逐渐升高。正常人空腹血糖应在 3. 9 ～ 6. 1 mmol/L，在餐后 2 小时内血糖可升高，但最高不应超过 7. 8 mmol/L，在 2 小时后基本恢复到空腹水平。但凡血糖高于或低于上述所列范围，均属异常。

保持正常血糖在相对恒定范围内的关键是血糖来源与去路之间的动态平衡。在维持血糖来源与去路之间的动态平衡的过程中，涉及多种酶和激素，其中胰岛素是最重要的激素。当胰岛素不足或胰腺功能下降时，血糖通路受阻，导致血糖升高，就发生糖尿病。当然，如果胰岛素过量，血糖就会过分被利用，低血糖就发生了。除了激素之外，血糖还受饮食、运动、情绪、应激、肝糖原储备情况诸多因素的影响，始终处于动态变化之中。正常人的血糖水平之所以能够维持在一个狭窄范围内，是由于神经激素以及肝、肾、骨骼肌的精细调节，使血糖的产生和消耗处于动态平衡。

1. 肝脏调节

在正常生理状态下，当血糖升高时，葡萄糖进入肝脏，在肝脏被氧化并分解为能量、二氧化碳和水，剩余的食物葡萄糖被合成为糖原和脂肪储存起来，这样血糖浓度不会太高。当机体处于饥饿状态、血糖水平较低时，肝细胞可通过糖原分解及糖异生这两条途径，生成葡萄糖进入血液循环中，以维持血糖水平。除了肝脏，骨骼肌和肾脏也参与血糖调节。

2. 激素调节

调节血糖的激素分为“降糖激素”和“升糖激素”。当血糖升高时，会刺激“降糖激素”的分泌；而当血糖降低时，会刺激“升糖激素”的分泌。“降糖激素”和“升糖激素”参与糖代谢调节，维持血糖的动态平衡。

升糖激素：体内能够升高血糖的激素（又称为对抗胰岛素的激素）。升糖激素有很多种，包括：

①胰高血糖素：由胰岛 α 细胞分泌，可促进肝糖原分解及减少葡萄糖的利用而使血糖升高。

②肾上腺素：由肾上腺髓质分泌，可促使肝糖原分解和肌糖原的酵解，从而升高血糖。

③糖皮质激素：由肾上腺皮质分泌，可促进肝脏中糖的异生。

④生长激素：由脑垂体前叶分泌，可抑制肌肉和脂肪组织利用葡萄糖，促进肝脏的糖异生，使血糖升高。此外，由甲状腺分泌的甲状腺素也有一定的升高血糖的作用。

降糖激素：人体内具有降糖作用的激素很少，主要就是胰岛素，其他如生长介素和 C－肽等激素的降糖作用都很弱。由此可见，人体中升高血糖的激素很多，而降低血糖的激素几乎只有胰岛素一种。所以，人类患糖尿病的机会要比患低血糖的机会多得多。

胰岛素是由胰岛 β 细胞所分泌。当血糖升高时会刺激 β 细胞分泌胰岛素，后者可促进组织细胞摄取利用葡萄糖，促进肝细胞和肌肉细胞将葡萄糖合成糖原，促进糖类转变为脂肪，抑制糖异生。

3．神经调节

中枢神经系统通过影响交感神经系统（或肾上腺髓质）和副交感神经而发挥糖调节作用。当交感神经兴奋时，肾上腺素、去甲肾上腺素等胰岛素拮抗激素分泌增加，使血糖升高；当副交感神经兴奋时，可以刺激胰岛素分泌，使血糖降低。例如，当机体处在应激状态（如急性心肌梗死、脑血管意外、外伤、手术、麻醉、严重感染等）时，可刺激交感神经兴奋，促使升糖激素分泌增加，导致血糖暂时性升高，给机体提供充足能量，以利于疾病恢复。

在神经、内分泌的调节下，我们人体的血糖得以维持在一个相对恒定的范围内。当机体处于空腹或饥饿状态时，升糖激素（如胰高血糖素等）分泌增加，促进肝糖原分解及糖异生，使内源性葡萄糖生成增加，使血糖不至于太低。当进餐后血糖升高时，胰岛 β 细胞会适时分泌胰岛素，促进肝糖原合成，抑制肝糖原分解和糖异生，使血糖不至于过高。

第三节　三种血糖异常的现象

在临床上，有糖友会发现自己血糖忽高忽低，却不明白为什么。具体的原因有很多，有时候确实是自我管理不恰当引起的，比如饮食、运动、情绪等；有时候真正的原因不是调理的问题，而是另有乾坤。下面看看这三种血糖异常的现象：“苏木杰现象”“黎明现象”和“黄昏现象”。

一、“苏木杰现象”

20 世纪 30 年代，美国生物化学家苏木杰发现胰岛素用量过大可导致糖尿病血糖不稳定，当减少胰岛素用量时，反使患者血糖下降，于是他提出“有低血糖就有高血糖”的观点，并将这种现象称为“苏木杰现象”或“苏木杰反应”。

“苏木杰现象”是指由于降糖药（尤其是胰岛素）用量过大或过度饥饿而引起的短暂低血糖，随后出现血糖反跳性增高的一种反应。简单地说，就是“低后高”现象。这种反应实际上是人体对血糖平衡的一种自我调节，当人体出现低血糖以后，机体内的升糖激素（如肾上腺激素、胰高血糖素、糖皮质激素、生长激素等）分泌增加，促进糖原转化为葡萄糖，使血糖升高，以帮助机体纠正低血糖。也正是因为有这种反应才使体内血糖不至于过低而发生危险。

不过，正常人因胰岛 β 细胞功能正常，当血糖上升时，胰岛素分泌亦随之增多，使血糖仍然能维持在正常水平。而糖友则由于其胰岛 β 细胞功能减退，胰岛素分泌不足，血糖明显升高。

"苏木杰现象"造成血糖的波动，这对糖友是十分有害的。避免"苏木杰现象"的办法一个是血糖检测，不仅仅测早餐前、早餐后，而且要测午餐和晚餐前后，特别是夜间 2—3 时的血糖，以便及时发现低血糖；另一个是注意有没有饥饿感、心慌、出汗等低血糖症状。此外，应合理安排饮食，及时就餐，以防止低血糖的发生。

二、"黎明现象"

"黎明现象"是指糖友夜间无低血糖发生。这是由于人体内有许多不同的激素，其中很多激素都有升高血糖的作用，如糖皮质激素、甲状腺激素、胰高血糖素等，而这些激素的分泌高峰一般出现在晨间 3—8 时，因此容易导致血糖升高，这一现象最初是 1981 年由国外学者施密特（Schmidt）提出，即所谓的"黎明现象"。

"黎明现象"表现为凌晨 3 时高血糖和早餐前高血糖，简单地说，也就是"高后高"（高后翘）现象。它主要与机体胰岛素分泌不足、胰岛素拮抗激素（如生长激素、皮质醇、肾上腺素、去甲肾上腺素等）分泌增加，以及胰岛素抗体产生有关。在以上综合因素的共同作用下，导致血糖不能被充分利用而出现高血糖。

"黎明现象"和"苏木杰现象"主要见于 1 型糖尿病并使用胰岛素治疗的患者，也可见于 2 型糖尿病接受或未接受胰岛素治疗者。这两种现象在表现上都有一定的隐蔽性，不容易被发现。比如，“黎明现象”发生时，患者可能没有任何典型临床症状，常常是由于早餐前出现空腹高血糖和三餐后高血糖难以控制而引起注意。因此，自测血糖，尤其是对凌晨3时血糖和晨起时空腹血糖的监测，是及时发现“黎明现象”并制定处理对策的关键所在。

三、如何鉴别和处理“黎明现象”与“苏木杰现象”

1. 两者的鉴别方法

尽管“苏木杰现象”和“黎明现象”在临床上都表现为早晨空腹血糖升高，但两者却是“同母异父”的双胞胎。由于二者病因不同，处理也迥异，故需仔细鉴别。

具体做法是，患者可从夜间0点开始，每隔2小时测一次血糖，直至第二天早晨。如果在黎明前后发现有低血糖（血糖低于3.3 mmol/L），同时早餐前后空腹血糖大于8 mmol/L，即“低后高”，则为“苏木杰现象”；若凌晨3时血糖大于6.1 mmol/L，同时早餐前后空腹血糖大于8 mmol/L，即“高后高”，可判断为“黎明现象”。

不少糖友平时只查空腹血糖，并以此作为了解病情和调整药量的依据，这是不妥当的。姑且不说空腹血糖并不能完全代表全天的血糖控制水平，而且，如不注意分辨，有时它还可能造成某种假象而误导治疗。由此，全天候的血糖监测是很重要的，否则很容易被一些假象所迷惑，而导致误诊误治。

2. 两者的处理措施

由于引起“苏木杰现象”和“黎明现象”的原因截然不同，前者是因降糖药用量过大引起的低血糖，之后血糖反跳性增高；

后者是胰岛素用量不足引起的空腹血糖升高，所以两者的处理原则完全不同。

若属于“苏木杰现象”，其处理应当是减少晚餐前（或睡前）降糖药用量，并适当加餐。有些患者甚至包括一些经验不足的医生，一看见血糖高，就认为是胰岛素或降糖药的用量不足，不加分析地增加降糖药物的用量，结果是“苏木杰现象”越来越严重，空腹血糖不降反升。

如属于“黎明现象”，则应增加胰岛素或降糖药物的剂量，且要使其作用维持到第二天早上。在睡前加用中效胰岛素效果最好，因为它作用的高峰时间恰好位于黎明前后，也就能充分补充黎明时机体对胰岛素的需要量。

3．“苏木杰现象”和“黎明现象”的实验室检查

识别“苏木杰现象”的实验室检查包括空腹血糖、夜间血糖、糖化血红蛋白（HbA1c），并进行频繁的血糖监测。

由于升糖激素引起的反弹，空腹血糖水平可能会不恰当升高。夜间血糖检查有利于发现胰岛素治疗引起的低血糖。在空腹血糖升高的情况下，HbA1c 检查可用来辅助诊断。HbA1c 在参考范围内或有所降低时可诊断为“苏木杰现象”，但 HbA1c 水平升高并不能排除“苏木杰现象”，需要视其他情况而定。频繁的血糖监测有利于发现无意识低血糖，对于诊断的明确很有必要。

应注意“苏木杰现象”与“黎明现象”的区分。“黎明现象”是指糖友在夜间血糖控制良好，且无低血糖的情况下，于黎明时分（约 4:00 至 8:00）出现高血糖或胰岛素需求量增加的情况。如监测到血糖偏低或低于正常值，或先出现低血糖，随后出现高血糖，则为“苏木杰现象”。

四、“黄昏现象”

通常认为，经常出现晚餐前血糖高于午餐后2小时血糖1.0～2.0 mmol/L者，应该考虑有“黄昏现象”。但也有的糖友“黄昏现象”发生较晚，表现为睡前血糖高于晚餐后2小时血糖。

其实“黎明现象”和“黄昏现象”是原因相同而时间不同的两种高血糖现象。高血糖发生在黎明时叫作糖尿病的“黎明现象”，发生在傍晚时叫作糖尿病的“黄昏现象”。两种高血糖现象的发生机制是一样的，都是与糖友体内的胰岛素和升糖激素（生长激素、肾上腺皮质激素、儿茶酚胺、胰高血糖素）在24小时内的节律性分泌不协调有关。

在正常生理状态下，升糖激素均从半夜开始分泌并逐渐增加，至凌晨时分泌达最高峰，而在下午又有第二个分泌高峰。由于糖友体内的基础胰岛素分泌不足，加上降糖药物使用不到位，不能有效地抵消升糖激素升高的血糖，因而就出现了糖尿病的“黎明现象”或“黄昏现象”。糖友一旦出现这两种现象，表示降糖药物或胰岛素的用量不够，必须调整治疗方案。

“黄昏现象”易发生于1型糖友，肥胖、胰岛素抵抗严重者，抑郁症、肝硬化、肾上腺素皮质功能亢进、反复发生低血糖者，急性心梗、脑出血、大手术后应激反应明显者，糖尿病白内障手术后球结膜下注射地塞米松的患者等。

针对“黄昏现象”，通常可以采取以下措施：①将午餐分两次吃，血糖可能得到控制。②午餐后运动30～60分钟。③1型糖友若发生“黄昏现象”，建议使用胰岛素泵。

【知识链接】

关于血糖波动

血糖波动是指体内血糖在高峰与低谷之间波动的不稳定状态，是人体为适应环境在体内神经、内分泌和肝脏系统调节下的一种生理反应。正常人血糖通常在3.9～7.8 mmol/L之间，空腹血糖在3.9～6.1 mmol/L之间，餐后血糖一般在进餐10分钟左右开始上升，血糖峰值及达峰时间与进餐的时间、种类和数量等多种因素有关，多于餐后1小时左右达到峰值，2～3小时内恢复到餐前水平。全天血糖最高多见于早餐后1小时，而凌晨2～3点胃肠道很少储存有碳水化合物，体内各种升糖激素又都处于低水平，所以此时血糖达到低谷。黎明时因各种升糖激素的分泌，肝脏葡萄糖的输出又形成一个小高峰。正常人日内血糖波动幅度小于2～3 mmol/L，而日间血糖波动幅度一般不超过0.8 mmol/L。对于糖友，除了整体血糖水平升高外，还表现为日内及日间血糖波动幅度明显增大，分别为6 mmol/L和2 mmol/L，分别是正常血糖调节人群的3倍和2.5倍。

近年来国际上有学者提出糖尿病血糖控制要兼顾“糖化血红蛋白、空腹血糖、餐后血糖和血糖波动”四位一体的概念，在严格控制糖化血红蛋白、空腹血糖、餐后血糖达标的同时，又要尽量减少血糖波动。

第五章
糖尿病与胰腺、胰岛素

在我们身体的腹部深处有一个不显眼的小器官，它就是胰腺。胰腺位于腹腔内的腹上区和左季肋区，解剖位置大体在胃的后下方，呈带状，长 17 ～ 20 cm，宽3 ～ 5 cm，厚1. 5 ～ 2. 5 cm，重 82 ～ 117 g（见图 5 –1）。胰腺是人体第二大消化腺，由外分泌部和内分泌部组成。胰腺虽小，但作用非凡，可以说，它是人体中最重要的器官之一。之所以这样说，是因为它是一个兼有内、外分泌功能的腺体，它的生理作用和病理变化都与生命活

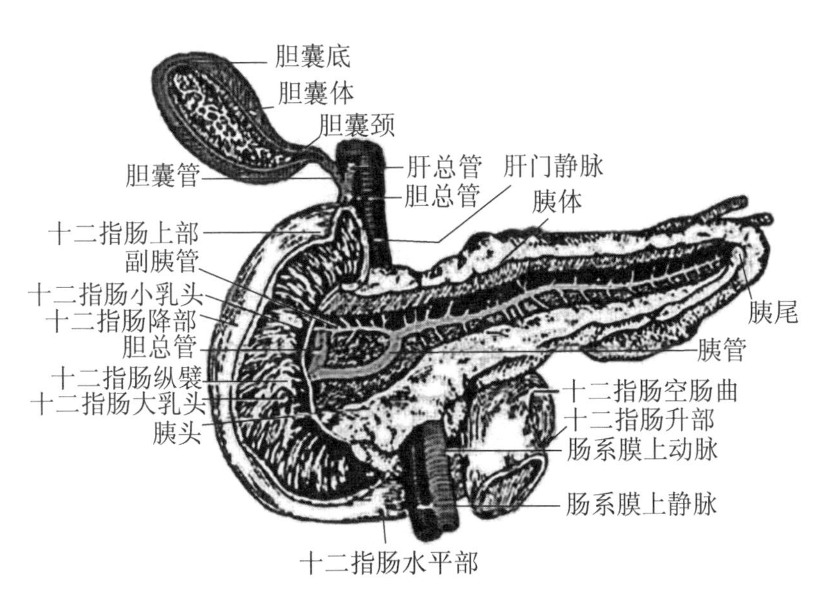

图 5 –1　胰腺结构及毗邻器官关系

动息息相关。胰腺“隐居”在腹膜后，知名度远不如其近邻胃、十二指肠、肝、胆，但胰腺分泌的胰液中有好几种消化酶在食物消化过程中起着“主角”的作用，特别是对脂肪的消化。

胰腺为混合性分泌腺体，由外分泌腺体和内分泌腺体两部分组成。胰的外分泌部（胰细胞）能分泌胰液，内含多种消化酶（如蛋白酶、脂肪酶、淀粉酶等），胰液通过胰腺管排入十二指肠，有中和胃酸，消化蛋白质、脂肪和糖的作用。

其内分泌部腺由大小不同的细胞团——胰岛所组成，散在于胰实质内，胰尾部较多，具有 100 万 ～ 300 万个胰岛。主要分泌胰岛素和胰高血糖素，调节血糖浓度。胰岛主要由 4 种细胞组成：α 细胞、β 细胞、δ 细胞、PP 细胞（表 5 －1）。α 细胞分泌胰高血糖素，升高血糖；β 细胞分泌胰岛素，降低血糖；δ 细胞分泌生长抑素，以旁分泌的方式抑制 α 细胞和 β 细胞的分泌；PP 细胞分泌胰多肽，抑制胃肠运动、胰液分泌和胆囊收缩。这些由胰腺细胞分泌的激素除了参与消化吸收物质之外，还负责调节全身生理机能。如果这些细胞病变，所分泌的物质过剩或不足，都会出现病症。其中的 β 细胞，也叫“胰岛细胞”，专门负责生产胰岛素，是唯一能降低血糖的激素。

表 5 －1　各细胞在胰岛中的位置与分泌物质

细胞名称	在胰岛中的位置	分泌的物质
α 细胞	周围	胰高血糖素、NPY、CLP －1、胃多肽、缩胆囊素
β 细胞	中央	胰岛素、胰淀素
δ 细胞	周围	生长抑素、促胃液素

续上表

细胞名称	在胰岛中的位置	分泌的物质
PP 细胞	周围	胰多肽
D1 细胞	周围	血管活性肠肽
ε 细胞	周围	胃饥饿素

正常成年人胰岛素的分泌量为40～50 U/d（1.6～2.0 mg/d）。空腹时，血清胰岛素浓度约为10 μU/mL（69 pmol/L或40 ng/dL）。

胰岛素在血液中以与血浆蛋白结合和游离两种形式存在，二者之间保持动态平衡。只有游离的胰岛素具有生物活性。人血液中胰岛素的半衰期仅为5～6分钟，主要在肝脏被胰岛素酶灭活，亦有少量胰岛素在肌肉和肾脏中被灭活。

第一节　胰岛素与糖尿病的关系

一、胰岛素的生物学作用

1. 药理作用

治疗糖尿病及消耗性疾病。胰岛素能促进血循环中的葡萄糖进入肝细胞、肌细胞、脂肪细胞等组织细胞合成糖原，降低血糖，促进脂肪及蛋白质的合成。

2. 生理作用

胰岛素的主要生理作用是调节代谢过程。

①糖代谢：促进组织细胞对葡萄糖的摄取和利用，促进糖

原合成，抑制糖异生，使血糖降低。

胰岛素能促进机体组织细胞对葡萄糖的吸收和利用，抑制糖原分解和糖异生。因此，胰岛素有降低血糖的作用。胰岛素分泌过多时，血糖迅速下降，脑组织受影响最大，会出现抽搐、昏迷，甚至引起胰岛素休克。相反，胰岛素分泌不足或胰岛素受体缺乏时，往往会导致血糖升高；如果超过了肾糖阈值，糖就会从尿中排出，引起糖尿。同时，由于血液成分的变化（含有过量的葡萄糖），还会导致高血压、冠心病和视网膜血管疾病等。

②脂肪代谢：促进脂肪酸合成和脂肪贮存，减少脂肪分解。

胰岛素能促进脂肪的合成和储存，减少血液中的游离脂肪酸，并抑制脂肪的分解和氧化。缺乏胰岛素会造成脂肪代谢的紊乱，减少脂肪储存，加强脂肪分解，升高血脂，久而久之可引起动脉硬化，进而容易引发心脑血管意外；与此同时，胰岛素缺乏会导致脂肪分解加强，产生大量酮体，出现酮症酸中毒。

③蛋白质：促进氨基酸进入细胞，促进蛋白质合成的各个环节以增加蛋白质合成。

胰岛素一方面促进细胞对氨基酸的吸收和蛋白质的合成，另一方面抑制蛋白质的分解，从而促进生长。垂体生长激素促进蛋白质合成，必须有胰岛素才能完成。因此，胰岛素也是生长所必需的激素之一。

④其他功能：胰岛素可促进钾离子和镁离子穿过细胞膜进入细胞内；可促进脱氧核糖核酸（DNA）、核糖核酸（RNA）及三磷酸腺苷（ATP）的合成。

胰岛素的总效应是促进葡萄糖分解利用，抑制糖异生，同时将血液中多余的葡萄糖转变为糖原（储存在肝肌和肌肉内）

和甘油三酯（储存于脂肪组织），从而控制餐后血糖水平不至于过高。

我国在胰岛素的研制和生产方面也取得长足进展，我国科学家于1965年在世界上首先完成人工合成胰岛素，20世纪90年代末期又研制出了人胰岛素，并已在临床应用。

二、胰岛素怎么降血糖？

一般来说，当我们摄入食物后，食物中的糖被吸收转化成葡萄糖，然后被肠道吸收进入血液成为血糖。胰岛素就好比一把控制血糖转运的“钥匙”，只有当它和细胞膜表面对应的“锁”（即“胰岛素受体”）结合后，膜通道闸门被打开，血液中的葡萄糖才能顺利进入细胞。葡萄糖在细胞内经过一系列生物化学反应，产生人体生命活动所需的热量。这是血糖代谢的主要途径。剩余的部分葡萄糖在肝细胞和肌肉细胞里转化成肝糖原和肌糖原，部分转变为脂肪并储存起来。糖原和脂肪都可以作为能源储备，在空腹或剧烈运动时为机体提供能量。此外，胰岛素不仅可使葡萄糖转变为能量，还参与蛋白质和脂肪的合成，在组织修复和伤口愈合中发挥重要作用。

如果胰岛素缺乏，胰岛素就不能跟细胞表面的受体结合（即存在“胰岛素抵抗”），血液中的葡萄糖不能进入组织细胞内，就会滞留在血液中，形成高血糖。一旦血糖超过“肾糖阈值”，大量的葡萄糖只能通过尿液排出，导致出现多尿、多饮、多食、消瘦、乏力等临床症状，这就是我们所说的糖尿病。

三、胰岛素的分泌模式与糖尿病的关系

正常人体内同时存在两种胰岛素分泌模式：一种是源源不

断的小量的“基础胰岛素分泌”，另一种是进餐诱发的短时大量的“餐时胰岛素分泌”，两者共同使机体全天空腹及餐后血糖维持在正常水平。糖尿病患者的胰岛素分泌模式与正常人不同，不同的糖尿病患者其胰岛素分泌特点亦各不相同。

在正常生理状态下，胰岛素分泌有两种模式：一种是“基础胰岛素分泌”，即胰岛素β细胞24小时持续释放低剂量胰岛素，使正常血糖维持在基础状态（“非进餐状态”）。另一种是“餐时胰岛素分泌”，即餐后刺激胰岛β细胞迅速分泌大量胰岛素，使餐后血糖不会突然升高。一个正常人每天大约产生48个单位的胰岛素，其中一半是“基础”胰岛素，另一半是“餐时”胰岛素。正是这两种胰岛素分泌模式的存在，使血糖整天得以保持在正常范围内。

葡萄糖刺激的“餐时胰岛素分泌”呈双相应答：静脉注射葡萄糖之后，胰岛β细胞随即开始分泌胰岛素，2分钟左右达到分泌高峰，持续3～5分钟后逐渐回落至基线水平，此过程为“第一时相”（即“快速分泌相”），其间分泌的胰岛素是β细胞早先储备的胰岛素；随后，胰岛素分泌再次从基线开始缓慢上升，一直持续到2～3个小时以后，称为“第二时相”（即“延迟分泌相”），其间分泌的胰岛素是胰岛β细胞新合成的胰岛素。

不同类型的糖友，其胰岛素分泌的特点也不同。1型糖友的胰岛素分泌往往严重缺失或完全丧失，经治疗后，胰岛功能短时内显著恢复，但随后可再度出现胰岛素的严重缺乏。若这时能遗留极少量有功能的胰岛β细胞，分泌少量胰岛素，对改善病情的不稳定性有重要的意义。

2型糖尿病患者β细胞功能缺陷的最初表现为胰岛素分泌第一时相消失（没有胰岛素的急尖峰分泌），而第二时相胰岛素分泌高峰明显延迟，之后随着病程的延长，β 细胞功能逐渐减退，胰岛素分泌第二时相分泌曲线也越来越低平，最后胰岛 β 细胞功能丧失。第一时相的胰岛素分泌对于维持糖耐量正常、控制餐后血糖升高具有重要作用。

第二节　胰岛素抵抗与 2 型糖尿病

胰岛素降低血糖的主要机制包括抑制肝脏葡萄糖产生、刺激内脏组织（如肝脏）对葡萄糖的摄取以及促进外周组织（如骨骼肌、脂肪）对葡萄糖的利用。胰岛素抵抗是指胰岛素作用的靶器官（主要是肝脏、肌肉和脂肪组织）对胰岛素作用的敏感性降低。目前认为，胰岛素抵抗是导致糖尿病、高血压和高血脂等疾病发生发展的最重要、最根本的原因之一。

大量的流行病学资料和临床观察证实胰岛素抵抗与 2 型糖尿病发病相关。绝大多数的 2 型糖尿病患者及肥胖者均可见胰岛素抵抗现象。从胰岛素的生理作用中可以清楚地看到，一旦胰岛素生理作用减弱，就会导致一系列的代谢异常，包括胰岛素介导的外周组织对葡萄糖的摄取能力降低，对脂肪的分解抑制能力降低，血液中游离脂肪酸水平升高，对肝脏糖异生及糖原分解的抑制能力减弱等，使得血中葡萄糖去路受阻，来源增加，最终导致血糖升高。

研究证明，体内胰岛素水平持续增高可以下调胰岛素受体数量，导致靶细胞对胰岛素的反应性下降。如部分肥胖患者有高胰岛素血症及糖耐量的异常，并伴细胞表面的胰岛素受体减少，使靶细胞对胰岛素的敏感性降低，从而出现血糖升高。节制饮食可以阻断这一恶性循环，使胰岛素及受体水平趋向正常。除肥胖外，高血糖和运动不足等也可引起胰岛素抵抗性糖尿病。

【知识链接】

外源性胰岛素（注射胰岛素）的八大副作用

1. 低血糖反应。多为使用胰岛素剂量过多或餐时胰岛素与基础胰岛素的比例不当所致，也可由病情波动，过度饮酒或肝、肾功能不全所致。

2. 过敏反应。多由使用动物胰岛素引起，临床症状主要有皮肤荨麻疹、紫癜、血管神经性水肿，个别严重者可发生过敏性休克。局部反应表现为注射部位的皮肤红肿、瘙痒、皮疹、皮下硬结等。

3. 体重增加。长期注射胰岛素的患者可能会导致体重增加甚至肥胖。胰岛素具有促进脂肪合成的作用，胰岛素也可以导致水钠潴留而增加体重。

4. 皮下脂肪萎缩或肥厚。这与使用动物胰岛素有关，动物胰岛素可引起注射部位皮下组织免疫反应介导的炎症后纤维化，从而导致皮下脂肪萎缩。

5. 屈光不正。用胰岛素治疗使高血糖迅速下降的几天后，可因眼睛的晶状体和玻璃体内的渗透压降低促使液体外溢，屈光度下降而导致远视，使患者视力模糊。

6. 胰岛素性水肿。使用胰岛素治疗的 2 ～ 3 周内，由于胰岛素导致水钠潴留和胰岛素诱发的微循环血流动力学改变，可致双下肢轻度凹陷性水肿。

7. 胰岛素抵抗和高胰岛素血症。使用动物胰岛素治疗的患者可导致体内产生抗胰岛素抗体，此类抗体随着使用胰岛素时间的延长和剂量增加而升高。抗体可与外源性胰岛素结合，导致游离胰岛素浓度降低，而使胰岛素需要量增加，即产生胰岛素抵抗。胰岛素抵抗和外源性胰岛素的使用可产生高胰岛素血症，导致患者出现肥胖；肥胖又可加重胰岛素抵抗，周而复始使血糖难以控制。

8. 胰岛素与高血压。高胰岛素血症与高血压关系密切，机理为：①胰岛素可直接影响与血管张力有关的物质生成。②胰岛素可刺激交感神经系统，使血中去甲肾上腺素水平升高，进而导致血压升高。③胰岛素抵抗者表现出对血管紧张素的高度敏感反应。④胰岛素抵抗者对血管内皮释放一氧化氮介导的血管舒张反应下降 40% ～ 50%。⑤胰岛素可影响肾脏对钠的吸收，导致水钠潴留，使血容量增加，血压升高。

第六章
糖尿病与肝脏

第一节　肝脏是糖代谢的重要器官

肝脏是人体最大的实质性器官，也是体内最大的腺体，成人肝组织重约1500 g，约占体重的2.5%。肝脏具有复杂多样的生物化学功能，是人体的代谢中心，即碳水化合物、蛋白质、脂肪三大营养素和维生素、电解质、激素等物质的代谢中心。肝脏与三大营养素（糖、脂肪和蛋白质）的代谢异常及糖尿病的关系尤为密切，可以理解为糖尿病与肝脏多种器质性或功能性的异常有关。正常生理情况下，除胰腺以外，肝脏也是一个调节人体血糖的重要器官。肝脏是维持血糖浓度的重要因素，当肝脏发生功能减退或病变时，会出现糖代谢异常甚至其他物质代谢的异常，进而影响全身健康。

血糖为什么要保持稳定，既不能太低也不能太高？因为血糖存在的意义主要是给机体供能。血糖一低，人的大脑就不能获得足够的能量供应，就会出现头晕甚至昏迷，这就是低血糖。血糖过高（当血糖浓度达到或超过8.9 mmol/L时），一方面糖会从尿排出，即所谓的糖尿；另一方面全身的细胞都处在高糖高渗的环境下，发生糖化现象，产生一些不利于细胞代谢的终末产物如糖基化终产物（AGEs）。日积月累，身体各类细胞受此糖化影响（糖毒性），导致功能障碍，细胞内的很多反应都无法顺利进行，于是引发很多并发症，所以，将血糖维持在正常范围非常重要。

19 世纪中期，法国生理学家克劳德·伯纳德（Claude Bernard）发现了肝脏能够贮存糖原的秘密，了解了肝脏在调节血糖水平中的作用是如此的重要！淀粉类食物在肠道内消化成葡萄糖而被吸收，葡萄糖进入人体后，在肝脏和肌肉两个地方合成糖原。糖原是葡萄糖在体内的贮存形式，可以理解成把葡萄糖打包、压缩，就成了糖原。

人体内的糖原有两种，除了肝糖原以外，肌肉内的称为肌糖原。肌糖原是为了给肌肉提供运动所需的能量，肌糖原的储存量更大，约为 245 g。而肝糖原的目的只有一个，即维持血糖稳定。进食后血糖浓度较高时，肝脏将葡萄糖合成糖原贮存于肝内，以备饥饿时血糖浓度较低时释放出来，以维持血糖浓度正常。肝脏合成贮存肝糖原的能力为 100 g 左右，正常情况下成人每小时由肝释放出葡萄糖 210 mg/kg 体重，如果没有补充肝糖原，10 小时左右将耗尽。此时，肝脏通过糖异生将氨基酸、乳酸及甘油等非糖物质转变为葡萄糖，成为机体在长期饥饿状况下维持血糖相对恒定的主要途径。即使在正常情况下，每日经糖异生途径将氨基酸、乳酸、甘油等转变为葡萄糖仍可达 80 ～ 160 g。

肝还能将小肠吸收的其他单糖如果糖及半乳糖转化为葡萄糖，作为血糖的补充来源。上述血糖的各种转化关系，如图 6 - 1 所示。

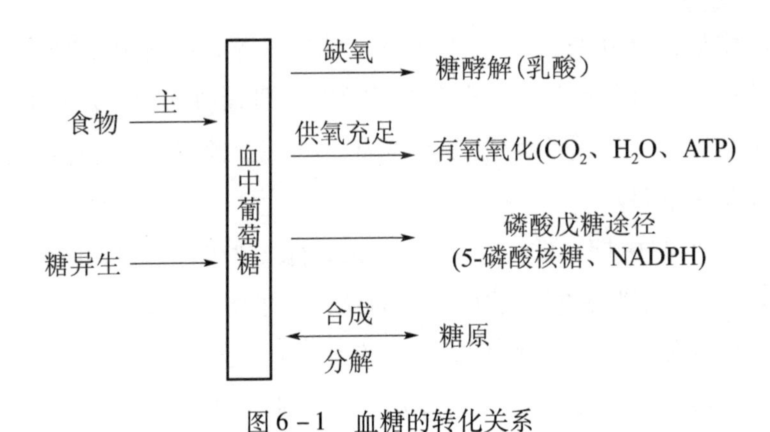

图 6－1　血糖的转化关系

第二节　脂肪肝是糖尿病的危险因素及并发症

国内的研究数据显示，2 型糖尿病人群中脂肪肝的患病率高达 46%，几乎每两个糖尿病患者就有一个患有脂肪肝。脂肪肝是 2 型糖尿病最常见的并发症之一。脂肪肝导致肝细胞受损，肝糖原合成和分解能力及转化糖的能力降低，可出现耐糖能力下降，以及餐后高血糖、饥饿低血糖等症状。脂肪肝可以加重胰岛素抵抗，诱发及加重糖代谢紊乱，尤其是到重度脂肪肝或肝硬化时，由于肝功能异常，机体不能将血液中过剩的葡萄糖转化为肝糖原储存，导致血糖升高及糖尿病病情加重。

2 型糖尿病与肝脏功能异常的病源性关系也是值得研究的一个课题。就拿脂肪肝来说，糖尿病与脂肪肝的交集，难以说明谁先谁后，难以判断哪个因素是始动因素。不过从现有资料看，脂肪肝导致的胰岛素抵抗进而胰岛 β 细胞损伤或衰退，更多可能是糖尿病的原发病因。而糖尿病所引起的各种代谢紊乱又反过来加重了肝脏的功能损伤，互相伤害。脂肪肝的病理分析认为，糖尿病性脂肪肝主要是由于胰岛素分泌不足导致肝脏脂肪异常增加。

2 型糖尿病患者多伴有胰岛素抵抗（IR）和不同程度的脂代谢紊乱。以肝细胞脂肪变性为主的临床病理综合征，是慢性肝病的主要原因。近年来普遍认为，胰岛素肝性抵抗主要表现为脂肪肝，其在脂肪肝形成过程中起重要作用，并将脂肪肝作为代谢综合征的一个临床特点。高胰岛素血症、胰岛素抵抗通过影响脂代谢致高脂血症，可造成过量内脏脂肪沉积；由于血浆胰岛素水平增高，致使血浆中未脂化的脂肪酸增高而形成脂肪肝，而脂肪肝作为内脏脂肪沉积的一种表达方式，其产生也预示胰岛素抵抗。胰岛素抵抗是 2 型糖尿病的主要病理生理基础。

脂肪肝、胰岛素抵抗与 2 型糖尿病的相互关联及发病过程：脂肪肝常常发生在肥胖者身上，当肝细胞中积累了大量的脂质时，肝细胞内的胰岛素受体对胰岛素不敏感了，即出现了胰岛素抵抗的现象。当肝脏出现了胰岛素抵抗，胰岛素的“工作效率”减低，胰岛素抑制葡萄糖产生的能力就会下降；胰岛素管控肝糖原释放的能力下降以后，肝脏会产生过多的葡萄糖，并且释放到血液中去，升高血糖的浓度。为了维持血糖浓度的正常，胰岛 β 细胞只能重新分泌更多的胰岛素，β 细胞努力工作生产出超量的胰岛素，目的就是为了血糖的稳定正常，但这不是一个好现象。随着时间的推移，最终会出现胰岛 β 细胞发生功能障碍。因为胰岛 β 细胞已经超负荷工作，“太累了”，再加上高脂危害、自由基损伤以及炎症（脂肪堆积就是一种低度炎症反应）等共同作用，导致 β 细胞胰岛素分泌量减少，再也不能对胰岛素抵抗进行有效代偿了。此时进入失代偿状态，血糖浓度升高已经无法控制，进入糖尿病的前期阶段，出现高血糖的症状。持续的高血糖症状是临床诊断为2型糖尿病的依据。

国外的一项研究表明，5年内，脂肪肝患者的2型糖尿病患病率是没有脂肪肝的人群的5倍。不过从统计资料看，糖尿病控制良好的患者，患有脂肪肝者仅占9%，未得到良好控制的糖友发生脂肪肝者约占60%，两者相差悬殊，而糖尿病酮症酸中毒的患者，发生脂肪肝者占100%。所以临床上控制好了糖尿病，脂肪肝也会好转。

现代人生活中的饮食营养因素、环境有害因素、各种活动及生活起居等都有可能具有“伤肝作用”，特别是不良饮食行为如高脂、高能量、高蛋白、高淀粉、高化学物（化学食品添加剂、酒精）的摄入，加重肝脏的分解负担、转化负担、贮存负担、解毒负担等，肝脏的代谢功能下降了，尤其是糖代谢能力减弱，长此以往就会影响到胰腺的功能，导致糖尿病的发生。

另一种情况是肝脏病变（如肝硬化导致的肝脏病变）可以导致糖耐量受损，严重者可发展为糖尿病，这种继发于肝实质损害的糖尿病，称为肝源性糖尿病。临床上20%～40%的肝硬化患者存在肝源性糖尿病。

在糖尿病的治疗中不仅要控糖降糖，同时也要护肝、保肝、健肝、养肝。特别要注意两方面的问题，一是用药方面，对于伤肝的药物要谨慎使用，量小、短期使用，最好不用；二是饮食方面，要提供足够的营养物质让肝细胞得以修复，比如优质足量的蛋白质（氨基酸）、各种维生素（特别是B族维生素和抗氧化的维生素），减少吸烟及避免摄入加重肝脏负担的食物，比如酒精类、精加工的预包装食品等添加了各种食品添加剂的食物，不利于肝脏的修复。

第七章 糖尿病与肥胖

肥胖与2型糖尿病的关系很密切，两者均存在胰岛素抵抗，肥胖是糖尿病发病的主要危险因素之一。肥胖与糖尿病呈正相关，肥胖程度越严重，2型糖尿病的发病率越高。中度肥胖者糖尿病的发病率高于同年龄正常体重者的4倍。美国的几项调查结果显示：随着BMI的增加，2型糖尿病的发病威胁增加，BMI 30～34.9 kg/m^2 的女性糖尿病的发病风险增加21.1倍。[①]

目前多数观点认为，是由于体脂堆积引起胰岛素抵抗和高胰岛素血症，且肌肉及其他组织对葡萄糖的利用率降低，从而发生糖耐量减低，进一步便发展为糖尿病。2型糖尿病发病的两个基本病理因素是胰岛素抵抗和胰岛β细胞功能异常。并非所有肥胖患者均发生糖尿病，这说明单纯胰岛素抵抗尚不足以产生糖尿病，而胰岛β细胞功能异常才是发生糖尿病的重要因素。肥胖在胰岛素分泌异常进而发生糖尿病的过程中扮演的是什么样的角色？是一个“推手”的角色。

肥胖如何影响胰岛素抵抗及糖尿病的发生？目前认为可能是由于过多的脂肪细胞分泌多种细胞因子，作用于脂肪、肝脏和肌肉组织降低了胰岛素的作用，导致胰岛素抵抗。肥胖和2型

---

① 见：迟家敏，《实用糖尿病学（第四版）》，人民卫生出版社，2015年。

糖尿病患者体内游离脂肪酸水平均增高，研究证实，升高的游离脂肪酸除了与胰岛素抵抗有关外，还作用于胰岛β细胞，阻碍了由葡萄糖刺激的胰岛素释放，使胰岛素合成减少，即所谓的“脂毒性”。目前认为这可能是联系肥胖与糖尿病发病的关键。最近一项研究显示，应用大剂量水杨酸盐明显改善了胰岛素抵抗，提示肥胖导致的炎症状态促进了胰岛素抵抗的发生。

肥胖、胰岛素抵抗与2型糖尿病有密切关系。环境和遗传因素的综合作用能够引起胰岛素抵抗和高胰岛素血症。胰岛素抵抗是2型糖尿病发病的重要基础，当胰岛β细胞功能不能代偿胰岛素抵抗时，就会出现血糖异常升高，糖耐量受损，最终发展为2型糖尿病。肥胖持续的时间越长，发生2型糖尿病的危险性就越大。

第一节　肥胖是怎么产生的

从能量的角度来说，能量摄入过多和（或）能量消耗减少导致能量处于非平衡状态，使积存的能量以脂肪的形式在体内储存产生肥胖。能量平衡是指能量摄入与消耗之间的关系。所以引起肥胖的原因，不是摄入太多，就是消耗太少，或者两者都有。

1. 能量摄入

人体依靠糖、脂肪、蛋白质三大营养物质供给能量。易致肥胖的高能量食物主要是脂肪。人体内的脂肪来源主要有碳水化合物和食源性脂肪，虽然它们是人体最主要的能源物质，特别是碳水化合物，但肥胖者在饮食中常常会食用超过机体需要的食物量。对于碳水化合物而言，如果摄入的碳水化合物在完成机体细胞的即时能量供应和糖原储备任务后仍有富余，也就是说碳水化合物转化为肝糖原（100 ～ 200 g）和肌糖原（245 g）以后，机体肝脏就会将剩余的碳水化合物转化为脂肪并输送至脂肪组织中形成皮下脂肪和内脏脂肪。这是肥胖者过度进食导致肥胖的重要原因。有研究显示，糖原储存满足后，按照平均每日过量摄入碳水化合物 150 g 计算，每日大约可形成 50 g 脂肪，每周可增加 350 g 脂肪，每年可增加脂肪约 17 kg。这项数据是相当惊人的！能量摄入的高峰是在 15 ～ 20 岁，以后随年龄增长而下降。在每一年龄段中，男性能量的摄入均高于女性。在中年以后，估计在 10 年间每日能量摄入减少 450 kcal 左右，但同期内体重却有增加，说明此间能量消耗减少得更多，因此年龄增长中的肥胖患病率增加与能量消耗的关系非常密切。

肥胖的形成除了与摄入过多的碳水化合物相关以外，另一个重要的原因就是膳食中直接摄入过多的脂肪。脂肪是人体储存能量的主要形式和能量供给来源，当摄入过多的脂肪而不能及时转化为能量被利用时，脂肪直接被储存在脂肪组织中（皮下脂肪和内脏脂肪）。目前的中国人饮食结构中，膳食脂肪摄入逐年升高，这也是国人肥胖的重要原因之一。

2．能量消耗

人类的总能量消耗通常分为三大部分。

①基础代谢率（BMR）：BMR 是指在基础状态下，单位时间内的能量代谢，占总能量消耗的 65% ～70%，是维持生命所必需的能量，包括呼吸、心跳、蛋白转换及组织修复等。20 世

纪七八十年代，对于肥胖的研究多集中在“能量节约”，这些研究可以解释一部分肥胖患者的发生，直到70年代末期才发现肥胖患者的基础代谢率高于非肥胖人群。

②食物的产热作用（DIT）：是指食物在消化、吸收、转运、储存等所消耗的能量，约占总能量消耗的10%。

③体力活动（PA）：约占总能量消耗的25%，与活动频率、时间及强度有关。肥胖者自发体力活动时间减少，但体力活动时总能量消耗并不少。

当成年人体内脂肪处于正常水平（男性体脂率为15%～20%，女性体脂率为25%～30%）时，体内脂肪组织（皮下脂肪和内脏脂肪）储存的能量约有 10×10^4 kcal*，这是相当惊人的。按理论计算，在完全禁食（不吃任何食物）的情况下，脂肪贮备可维持人体长达3个月的基础代谢能量消耗。

大多数细胞只能储存有限的脂肪，而脂肪组织（皮下脂肪和内脏脂肪）的脂肪细胞却是专门用来储存脂肪的。每个成人体内，大约有300亿个脂肪细胞。通常，成年人的脂肪细胞数量是恒定的，不会因为胖瘦的不同而改变。而脂肪细胞的大小则取决于其中储存脂肪量的多少。能量摄入过剩，脂肪细胞中储存的脂肪就会变多，脂肪细胞就会变大，人就会变胖；反之，能量摄入不足，脂肪细胞就会变小，人就会变瘦。一个肥胖患者脂肪细胞的大小，可能是一个正常人脂肪细胞的好几倍，甚至几十倍（见图7-1）。脂肪细胞储存脂肪的能力是无限的，因为它的细胞膜可以无止境地膨胀和扩张，这也是有些肥胖者体重可多达一百多千克的原因。

---

* 千卡（kcal）为非法定计量单位，1 kcal = 4.184 kJ。

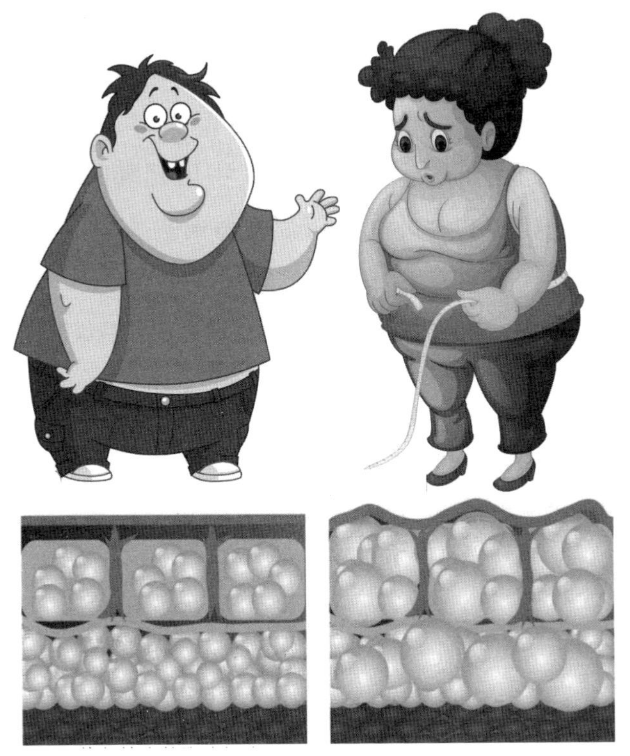

体积较小的脂肪细胞　　体积较大的脂肪细胞

图7－1　脂肪细胞与肥胖关系

第二节　肥胖的判断标准

一般根据体重指数（BMI）、腰围或腰臀比判断是否超重或肥胖。其临界值是人为制定的，主要依据流行病学中所测指标与健康危险的相关程度以及参照人群得到的统计数据。

由于种族和文化差异，亚洲成年人的体型和脂肪分布与白种人有所不同。1997年WHO发布了成年人BMI分级标准（表7－1），1999年又发表了《对亚太地区肥胖及其治疗的重新定义》，提出亚洲成年人的 BMI 分级标准，超重与肥胖的临界点分别为 23 kg/m^2 和 25 kg/m^2，并建议各国应收集本国居民肥胖的流行病学以及疾病危险数据以确定本国人群 BMI 的分类标准（表 7－2）。由卫生部疾控司发布的、中国肥胖问题工作组编写的《中国成人超重和肥胖症预防控制指南》（2003 版）提出中国人超重与肥胖诊断的 BMI 临界点分别为 24 kg/m^2 和 28 kg/m^2。

表 7－1　1997 年 WHO 发布的成年人 BMI 分级标准

分类	BMI（kg/m^2）	危险度
低体重	＜18.5	高（非肥胖相关疾病）
正常体重	18.5～24.9	平均水平
超重（肥胖前期）	25～29.9	增加
Ⅰ度肥胖	30～34.9	中等
Ⅱ度肥胖	35～39.9	严重
Ⅲ度肥胖	≥40	极严重

表 7－2　1999 年亚太地区肥胖诊断标准

分类	BMI（kg/m^2）	危险度
低体重	＜18.5	高（非肥胖相关疾病）
正常体重	18.5～22.9	平均水平
超重（肥胖前期）	＞23.0	
肥胖前期	23.0～24.9	增加
Ⅰ度肥胖	25.0～29.9	中等
Ⅱ度肥胖	≥30	严重

任何评价肥胖的方法都必须包括腰围测量，因为腰围减小时，即使体重无改变也可显著降低发病危险。我国把男性腰围≥90 cm和女性腰围≥85 cm作为腹型肥胖诊断的标准。腰围低于上述标准则不需要减肥，高于标准值可能会危害健康。BMI升高和向心性脂肪分布会导致腰围增大。

腰臀比（WHR）也是测量腹部肥胖的指标。WHR建议WHR男性>0.9，女性>0.85认为腹部脂肪堆积。用腰围评价腹型肥胖较腰臀比更有效。

CT或MRI全身脂肪定量是目前评估内脏脂肪组织较准确的方法，但此非常规检查手段。用第三腰椎和第四腰椎水平的CT或MRI扫描计算内脏的脂肪面积，面积>130cm^2与代谢性疾病相关，面积<110cm^2则无危害。临床上一般用腰围预测内脏脂肪含量。

另外还可用测量皮肤皱褶厚度及生物电阻抗等方法预测体内脂肪含量来评价肥胖。

第三节　肥胖与胰岛素抵抗

大量的流行病学资料显示，超重和肥胖与2型糖尿病显著相关。肥胖是2型糖尿病的一个重要致病因素，据估计，2型糖尿病75%的危险因素为肥胖。随着BMI的增加，2型糖尿病的发病率显著增加，越是肥胖的人患2型糖尿病的风险越大。

人体内细胞主要由葡萄糖提供能量，胰岛素是胰腺内β细胞产生的激素信号，可以促使葡萄糖进入人体细胞。只有胰岛素将门打开，葡萄糖才能进入细胞。人体内的脂肪过多时会阻碍胰岛素携带葡萄糖进入细胞。因此肥胖到一定程度时，胰岛素就会无法工作，这时葡萄糖就很难进入细胞。体内过多的脂肪会通过许多机制来干涉胰岛素发挥作用。其中一种机制是，脂肪细胞释放的游离脂肪酸会促使肝脏和肌肉发生胰岛素抵抗现象，也就是所谓的“脂毒性”。血液循环中过多的脂肪会阻碍胰岛素与细胞外膜进行结合，影响肌肉细胞的正常功能和能量的产生。细胞产生能量的速度变慢以后，会需要更多的胰岛素。

一、 肥胖导致的胰岛素抵抗分类

肥胖患者常伴有胰岛素抵抗。传统胰岛素抵抗被定义为正常剂量的胰岛素产生低于正常生物学效应的一种状态。也就是说，胰岛素“出工不出力”，没发挥出全部的作用。常伴有代偿性胰岛素分泌增多，表现为空腹或餐后高胰岛素血症。通常是全身多脏器的胰岛素抵抗，主要有肝脏、肌肉和脂肪组织等。

（1）肝脏抵抗。肝脏是机体摄取和处理葡萄糖的主要器官，胰岛素抵抗时肝脏对葡萄糖的摄取和利用降低，主要表现为肝糖原的产生及输出减少，导致空腹高血糖及餐后高血糖。

（2）肌肉组织抵抗。肌肉对葡萄糖的利用减少，肌糖原的产生及储存减少。

（3）脂肪组织抵抗。胰岛素抑制脂肪分解，使血液中游离脂肪酸水平升高，促使过量糖原的生成，抑制肌细胞胰岛素介导的葡萄糖转运和肌糖原合成。

二、 体脂分布与胰岛素抵抗的关系

体脂分布与胰岛素抵抗是肥胖的重要决定因素，胰岛素抵抗不仅取决于BMI，而且与体脂分布状态有关。内脏脂肪含量与胰岛素抵抗的关系比皮下脂肪更密切，有些消瘦伴胰岛素抵抗者其内脏脂肪含量增多。

（1）腹型肥胖与胰岛素抵抗。大量证据表明，脂肪总量不仅与胰岛素抵抗有关，还与脂肪组织的分布有关。腹部脂肪组织的堆积在胰岛素抵抗中起着重要作用。腰围是胰岛素抵抗的重要指标，尤其对于体重指数小于 30 kg/m^2 的人来说更是如此。CT 和 MRI 等影像学技术被认为是评估腹部脂肪块的黄金标准。

（2）肌肉内脂肪组织与胰岛素抵抗。目前认为骨骼肌中的脂肪量是肥胖人群胰岛素抵抗的强标志物。

三、 肥胖致胰岛素抵抗及糖尿病的机制

（1）肥胖者皮质醇分泌增加。研究表明，腹型肥胖者糖皮质激素受体功能缺失，下丘脑－垂体－肾上腺轴负反馈调节紊乱，皮质醇分泌增加，一方面导致胰岛素抵抗，另一方面进一步增加腹部脂肪堆积。

（2）肥胖者外周靶组织胰岛素受体减少，亲和力降低。现认为脂肪组织是内分泌器官，可分泌多种脂肪细胞因子，如游离脂肪酸、肿瘤坏死因子、瘦素、抵抗素、脂联素等，在调节能量代谢平衡中发挥重要作用。分泌异常会不同程度影响胰岛素的作用，导致胰岛素抵抗。

（3）脂肪细胞对胰岛 β 细胞的调节作用。脂肪细胞分泌的多种活性因子通过内分泌调节胰岛细胞的胰岛素分泌、基因表达和凋亡。脂肪细胞因子通过三个相互关联的途径影响胰岛细胞的功能：第一是调节胰岛素细胞内葡萄糖和脂肪的代谢；第二是影响 β 细胞离子通道的活性；第三是改变细胞自身的胰岛素敏感性。

脂肪细胞的内分泌功能是一个动态过程。在不同的代谢状

态下，脂肪细胞因子的分泌以不同的方式发生变化。在从正常代谢状态到肥胖和2型糖尿病的过程中，脂肪细胞因子参与了胰岛β细胞功能障碍的发生和发展。

当人们吃油腻的食品、吃得过多、吃没有营养的食品或体重增加时，胰岛素的功能就会减退。所以当人们超重时，不管是否患有糖尿病，他们都会需要更多的胰岛素。但是给超重的糖友注射过多的胰岛素又会使他们体重增加，引起恶性循环，使病情更加严重。

第四节　代谢综合征

代谢综合征（metabolic syndrome，MS）是指肥胖、高血压、高血糖、血脂异常等多种心血管疾病的危险因素在个体中同时存在的临床症候群。1988年，Reaven根据病理生理学研究结果认为，胰岛素抵抗是此种临床症候群的发病基础。1998年世界卫生组织专家组将其正式命名为代谢综合征。

代谢综合征患者的体内处于蛋白质、脂肪、碳水化合物等物质发生代谢紊乱的病理状态，这是一组复杂的代谢紊乱症候群。代谢综合征的中心环节是肥胖和胰岛素抵抗。代谢综合征是糖尿病（DM）、心脑血管疾病（CVD）的危险因素，代谢综合征患者心血管事件的发生率及死亡风险是正常人群的2～3倍，无糖尿病的MS患者发生2型糖尿病的风险是正常人群的5倍。我国MS发病率逐年升高。对2010年中国慢性病监测数据进行分析发现，我国MS总体患病率已达33.9%。因此，加强对该病的预防、早期诊断和干预是改善国民健康的迫切需要。

代谢综合征的临床表现即它所包含的各个疾病及并发症、伴发症的临床表现，这些疾病可同时或先后出现。各疾病包括肥胖症、血脂异常、糖尿病、高血压、冠心病和脑卒中等。

一、代谢综合征诊断

诊断标准为具备以下 3 项或 3 项以上：

①中心型肥胖和（或）腹型肥胖：腰围男性≥90 cm，女性≥85 cm；

②高血糖：空腹血糖≥6.1 mmol/L（110 mg/dL）或糖负荷后 2 小时血糖≥7.8 mmol/L（140 mg/dL）和（或）已确诊为糖尿病并治疗者；

③高血压：血压≥140/90 mmHg 和（或）已确诊为高血压并治疗者；

④空腹 TG≥1.7 mmol/L（150 mg/dL）及（或）接受相应的调脂治疗者；

⑤空腹 HDL－C＜1.04 mmol/L（40 mg/dL）。

肥胖与代谢综合征密切相关，许多代谢综合征患者都存在肥胖、营养过剩、贮脂过多等。肥胖作为代谢综合征的主要始发因素，可诱导机体发生胰岛素抵抗、葡萄糖耐量受损、高血压、血脂紊乱等。内脏型脂肪较皮下型脂肪更容易发生代谢综合征，内脏脂肪细胞对甘油三酯的摄取速率是皮下脂肪的 1.5 倍，脂肪分解速率也高。肥大的脂肪细胞脂解增强，大量的血游离脂肪酸和甘油三酯能进入肝脏，使肝脏内游离脂肪酸氧化增加，通过葡萄糖－脂肪酸循环，能抑制肝葡萄糖的正常氧化利用，并下调肝脏胰岛素受体的表达，减少与胰岛素的结合，易形成肝胰岛素抵抗；同时，血游离脂肪酸水平的升高，使骨骼肌中的游离脂肪酸氧化增加，葡萄糖氧化利用减少，易形成骨骼肌胰岛素抵抗。长期的高游离脂肪酸血症能使胰岛β细胞功能减退。

二、 代谢综合征防治原则

防治 MS 的主要目标是预防心血管病和 T2DM，对已有心血管病者需预防心血管事件再发。原则上先采用生活方式干预，然后对各种危险因素进行药物治疗。

1. 生活方式干预

合理饮食，适当进行体力活动和体育活动，减轻体重及戒烟是防治 MS 的基础措施。

2. 针对各种危险因素的药物防治

如糖尿病、高血压、血脂紊乱和肥胖等，根据不同年龄、性别、家族史等制定群体及个体化防治方案，必要时选用相应药物治疗，控制达标。

3. 治疗目标

①体重在 1 年内减轻 7% ～10%，争取 BMI 和腰围正常化。

②血压：糖尿病患者 <130/80 mmHg，非糖尿病患者 <140/90 mmHg。

③LDL－C < 2.6 mmol/L、TG < 1.7 mmol/L、HDL－C > 1.04 mmol/L（男）或 1.3 mmol/L（女）。

④空腹血糖 <6.1 mmol/L、糖负荷 2 小时血糖 <7.8 mmol/L 及 HbA1c <7%。

第八章
糖尿病与营养

众所周知，能量代谢失衡、微量营养素失衡等是糖尿病重要的发病原因，也是糖尿病血糖控制不佳和并发症发展严重的重要原因。很多糖友都经常听到医生嘱咐：要多注意饮食。但是要科学地落实饮食，却无从下手，因为精准的糖尿病饮食是一件专业性很强的事情，需要在营养师的指导下掌握一些膳食营养理论知识和膳食操作技能，如果只是单纯地少吃，或者什么都不吃，很容易造成营养不良。何况糖尿病本身就是特殊的“营养不良”。

第一节　营养素与营养需求

一、人体所需要的营养素

碳水化合物是人体能量的主要来源，也是清洁能源，对于糖友来说，血糖控制得好不好，最为关键的是碳水化合物的供应是否合理。碳水化合物对于血糖浓度的影响和胰岛素的分泌要比脂肪和蛋白质重要得多。合理摄取碳水化合物，控制膳食中的碳水化合物的总量是控制血糖的关键。以往糖友们在发病前长期摄入过量的碳水化合物（淀粉类食物），容易引起肥胖症，然后出现胰岛素抵抗进而发展为糖尿病。中国人的高碳水化合物饮食模式在当代的工作生活条件下是需要调整改变了，这方面与我们同人种的日本人饮食模式值得我们借鉴。日本人的现代饮食模式中淀粉类食物的摄入是比较低的，这有利于防止肥胖症和糖尿病。我们认为糖友的饮食模式中碳水化合物的供给比例占总能量不应该超过 50%，而且其来源应该来自多方面，比如大米（包括一定比例的粗粮杂粮）、面食和薯类。实际操作中，主食的量每天控制在 150 ～ 250 g 大米之间，甚至更低一些，达到 100 g/d，特别是肥胖型的糖友。

蛋白质对于糖尿病患者来讲特别重要，蛋白质是修复组织细胞的主要原料。糖尿病多种并发症导致器官组织损伤，在控制血糖后需要修复其功能，需要的蛋白质量比较多，尤其是优质蛋白质。糖尿病患者往往因为控制饮食的原因忽略了蛋白质足量摄入，而导致蛋白质的摄入量不足，尤其是优质蛋白质。对于糖尿病并发肾病者，蛋白质要严格供给，做到质优适量，一般供给量在 0.8 ～ 1.0 g/d。许多研究显示，摄入蛋白质并不增加血糖浓度，也不减慢糖类的吸收，但可增加血清胰岛素反应。糖尿病患者的蛋白质供应占总能量比例的 20% 比较合适。以大豆蛋白、动物性蛋白为优。

糖尿病患者往往伴发血脂代谢异常、肥胖症、脂肪肝等脂代谢紊乱，长期处于脂毒状态，对各级血管的损害风险很高。通过合理的饮食调整，纠正脂代谢也有利于血糖的平稳正常。饱和脂肪酸可以升高总胆固醇酯（TC）和低密度脂蛋白胆固醇（LDL－C）；多不饱和脂肪酸（PUFA）有降低 LDL－C 的作用，其中 ω－3 脂肪酸可降低甘油三酯（TG），预防血栓形成，但是

PUFA 也可使高密度 - 脂蛋白胆固醇（HDL - C）降低；单不饱和脂肪酸（MUFA）可降低血浆 TC、LDL - C 和 TG，但不降低 HDL - C，且没有多不饱和脂肪酸（PUFA）容易发生脂质过氧化的缺点。糖尿病患者对于脂肪的需求为0.6 ～ 1.0 g/(kg · d)，占总能量的供应比例的 30% 比较合适。对于超重肥胖的糖友则采取低能量、低脂肪膳食，无论是饱和脂肪酸或不饱和脂肪酸均应严格控制总的摄入量。

膳食纤维在一定程度上可以延缓食物在胃肠道消化和吸收的速度，使糖分的吸收维持在缓慢而稳定的水平，使血糖维持在正常的状态。此外膳食纤维的另一种降糖机制是纤维在大肠中酵解产生的短链脂肪酸抑制了肝糖原的分解释放，以至于血糖水平受到影响。膳食纤维还可以改善肠内环境，降低血液中的胆固醇。膳食纤维分为可溶性和非可溶性两类，可溶性膳食纤维有豆胶、果胶、树胶和藻胶等，在豆类、燕麦、水果和海带等食物中较多，在胃肠道遇水后与葡萄糖形成黏胶而减缓糖的吸收，使餐后血糖和胰岛素水平降低，并具有降低胆固醇的作用。非可溶性膳食纤维有纤维素、半纤维素、木质素等，存在于谷类、豆类的外皮及植物茎叶部，可在肠道吸收水分，形成网络状，使食物与消化液不能充分接触，使淀粉类消化吸收减慢，可降低餐后血糖、血脂，增加饱腹感并软化粪便。糖友膳食纤维推荐量为 30 g/d，或 10 ～ 14 g/kcal。

糖尿病患者碳水化合物、脂肪、蛋白质的正常代谢需要微量营养素的参与才能完成，比如糖转化为能量的过程中不能缺少维生素 B_1。适量和平衡的维生素和微量元素有利于糖友纠正代谢紊乱、防治并发症。高血糖引起多尿，还会造成部分维生素和微量元素流失，长期服用二甲双胍者易缺乏维生素 B_{12} 等。

研究发现，锌、铬、硒、镁、钙、钾、钠等矿物质与糖尿病的发生与并发症的发展之间有一定的关系。钙镁摄入太低可加重胰岛素抵抗、糖耐量异常及高血压，糖尿病患者普遍存在由于饮食控制、饮食营养不均衡和高血糖引起的渗透性利尿而导致的细胞外钙摄入、吸收、动力不足及丢失过多的现象，补充钙剂，血钙浓度升高，细胞膜通透性维持稳定，血管舒张，可以起到降压作用。烟酰胺具有保护残留胰岛细胞的作用，大剂量维生素 B_1 能预防糖友的心肌病变。维生素 B_1、维生素 B_{12} 常用于糖尿病神经性病变的治疗，对糖尿病大血管并发症也有一定疗效。维生素 D 可以调节血糖水平及胰岛素分泌，同时可影响胰岛素发挥作用。有研究表明，当机体维生素 D 水平下降时，空腹血糖水平升高。维生素 D 缺乏时可影响人体胰岛素合成、分泌，容易发生糖耐量受损。抗氧化的维生素如维生素 C、维生素 E、β-胡萝卜素等，对于糖尿病患者来说也很有必要补充，糖尿病患者体内代谢产生的氧自由基更多，血液和组织中抗氧化酶活性下降，可使低密度脂蛋白氧化成氧化型的低密度脂蛋白，后者会损伤动脉内皮细胞，引起动脉粥样硬化。氧自由基本身也能损伤动脉内皮细胞，引起动脉粥样硬化。氧自由基还能损伤肾小球微血管引起糖尿病肾病，损伤眼的晶状体引起白内障，损伤神经引起多发性神经炎。所以糖尿病患者需要的抗氧化物质比常人更多。

二、 与糖尿病防治关系密切的营养素

1. α-硫辛酸

作用：强抗氧化剂，可改善胰岛功能，参与强化葡萄糖代谢过程中的 ATP 产生，保护心肌细胞和脑细胞，改善糖尿病神

经损伤症状等。

RNI：治疗量200～300 mg/d（有研究800 mg/d，连续四个月）。

食物来源：菠菜、甘蓝、洋葱、大蒜、芦笋、土豆，动物肝脏、肾脏、瘦肉等。

2. β-胡萝卜素

作用：抗自由基，有利于控制糖尿病，防治并发症，在体内转化为维生素 A。

RNI：15～25 mg/d。

食物来源：胡萝卜、红黄色蔬果、绿叶蔬菜等。

3. 维生素 E

作用：抗氧化剂，保护胰岛细胞免受自由基侵害，防治心脑血管并发症。

RNI：10 mg/d，糖友可以每天补充100～200 mg。

食物来源：植物油类，如大豆油、玉米油、花生油、芝麻油等；坚果类，如花生米、核桃仁、榛子、松子等。

4. 维生素 C

作用：维持胰岛素功能；抑制醛糖还原酶作用，延缓或改善糖尿病周围神经病变。

RNI：100 mg/d，糖友每天可以补充500 mg。

食物来源：青椒、番茄、菠菜、紫甘蓝、猕猴桃、柑橘类水果等。

5. 维生素 B_1

作用：维持糖代谢和神经传导功能，预防因高血糖所致的肾细胞代谢紊乱，避免并发微血管病变和肾病。

RNI：1. 4 mg/d。

食物来源：谷类（粗粮最佳）、豆类、干果、酵母、硬壳果类、动物内脏、蛋类、绿叶菜等。

6. 镁

作用：利于胰岛素分泌与作用，利于防止糖尿病视网膜病变、高血脂等。

RNI：350 mg/d。

食物来源：绿叶蔬菜、坚果类、乳制品、海鲜、黑豆、香蕉、小麦胚芽等。

7. 钙

作用：刺激β细胞作用，促进胰岛素正常分泌，避免发生骨质疏松。维持稳定血压。

RNI：800 mg/d。

食物来源：奶及奶制品、豆类等。

8. 锌

作用：提高胰岛素原的转化率，升高血清中胰岛素水平，从而使肌肉和脂肪细胞对葡萄糖的利用加强。

RNI：15 mg/d。

食物来源：蛋黄、鱼、海带、羊肉、豆类、动物内脏、牡蛎、南瓜子、鲜虾、禽类、谷类等。

9. 硒

作用：保护心肌细胞、肾小球及眼晶状体，避免受氧自由基攻击，预防并发症。

RNI：50 mg/d。

食物来源：海带、紫菜、大蒜等。

10. 铬（三价）

作用：促进β细胞正常分泌胰岛素。

RNI：50 mg/d，糖友可以每天补充至200 mg。

食物来源：肉类、海带、莲子、绿豆、香蕉等。

糖尿病患者营养素需求详情见附录表1。

第二节　食物营养及食物选择

食物是构成人体成分的基本物质来源，它在整个生命体的构建中发挥着不可替代的作用。食物按营养特点可分为谷薯类、蔬菜、水果、禽兽肉类、蛋类、水产品、大豆和豆制品、奶类及其制品、坚果、油脂、调味品和其他类食物。每一种食物发挥的营养作用不同，只有合理搭配、营养均衡，才能促进健康。

一、 谷薯类

谷薯类食物可提供丰富的碳水化合物（65% ～ 80%），脂肪含量一般不超过10%。谷类食物分为粗粮和细粮，提倡粗细搭配，提高谷类整体营养价值，有利于控制体重，降低肥胖、糖尿病、高血压等慢性病的发病风险。

（一）全谷物和杂豆类

全谷物是指未经精细化加工或虽经碾磨/粉碎/压片等处理仍保留了完整谷粒所具备的胚乳、胚芽、麸皮及天然营养成分的谷物；杂豆是指除大豆以外的红豆、绿豆、芸豆、花豆等。

全谷物如小米、玉米、燕麦、全麦粉、高粱、荞麦等口感粗糙，但可提供更多的B族维生素、矿物质、膳食纤维以及有益健康的营养素，可降低发生2型糖尿病、心血管疾病、结直肠癌的风险，减少体重增加，具有改善血脂异常的作用。杂豆类蛋白质含量大约 20%，B 族维生素含量高于全谷物，富含钙、磷、铁、钾、镁等矿物质，对全谷物有良好的补充作用。

除了营养方面的考虑以外，粗粮杂豆类的生糖指数（GI）比精米白面要低，有利于控制血糖的平稳，尤其是餐后血糖，糖友每天的主食可以安排 1/3 ～ 1/2 的比例，与大米搭配食用。

1. 燕麦

【热量、推荐用量】3. 37 kcal/g，不超过 40 g/d。

【性味归经】性平，味甘，归脾、胃、肝经。

【营养点评及对糖尿病的好处】燕麦属于粗粮，燕麦的蛋白质和脂肪都高于一般的谷类食品。燕麦含有必需氨基酸，特别是赖氨酸含量高；脂肪中含有大量的亚油酸，消化吸收率也较高；燕麦中的 β-葡聚糖是可溶性膳食纤维，有助于降糖、降脂。有实验证明，每天早饭如果能够食用 50 g 燕麦食品，连续 3 个月，可以有效降低血清低密度脂蛋白胆固醇水平，对于合并有血脂代谢异常的糖友来说更为适用。燕麦中含有 β-葡聚糖，这是一种水溶性膳食纤维，能加快碳水化合物在吸收利用过程中的转运速度和效率，保持餐后血糖稳定，同时对糖尿病并发的肝肾组织病变有良好的修复作用。燕麦含有的不饱和脂肪酸和维生素 E 等，可以降低血液中胆固醇与甘油三酯的含量，预防动脉粥样硬化、高血压、冠心病。此外，燕麦富含膳食纤维，能润肠通便，防治便秘。其营养成分特点很适合糖友食用。

【食用注意】燕麦麸中 β-葡聚糖含量很高，但带着这层麸皮的整粒燕麦不易煮熟，因此可以选择去掉了麸皮的燕麦米。燕麦麸单独食用也有很好的控糖效果，可以在做面食时加入一些，或者撒在馒头坯、面包坯表面，也可以用于煮粥。燕麦中植酸含量高，食用过量会影响肠道吸收钙、铁等矿物质，因此每日食用量不宜超过 40 g。

【食用方法】燕麦饭

材料：大米 50 g，燕麦 25 g。

做法：

①将燕麦淘洗干净，浸泡一夜；大米淘洗干净。

②将燕麦和大米放入电饭锅中，加入适量清水，按下煮饭键，待米饭熟再焖 10 分钟即可。

2. 荞麦

【热量、推荐用量】3. 37 kcal/g，60 g/d。

【性味归经】性寒，味甘、微酸，归脾、胃、大肠经。

【营养点评及对糖尿病的好处】荞麦的营养价值较高，富含的铬元素是葡萄糖耐量因子之一，铬能增强胰岛素的活性，是重要的血糖调节剂。此外还富含黄酮类、镁、膳食纤维，对于糖友来说常吃荞麦有利于控糖。此外，荞麦中含有的芦丁能促进胰岛素分泌，调节胰岛素活性，具有降糖作用。芦丁还可以增强血管壁的弹性，具有保护血管的作用。此外，荞麦还能抑制体内脂肪的堆积，具有减肥瘦身的功效。一般市面上常把荞麦加工为荞麦面，购买时荞麦的含量越高越好。

【食用注意】荞麦米口感较粗糙，蒸或煮时加些大米或糯米，会让其口感变得滑、软。荞麦磨成粉，宜做成荞麦馒头、荞麦煎饼、荞麦面条。荞麦含有致敏物质，过敏体质者不宜食用。荞麦一次食用不宜过多，否则易造成消化不良。

【食用方法】荞麦面煎饼

材料：荞麦面 150 g，鸡蛋 1 个，绿豆芽 100 g，猪瘦肉 50 g，青椒 30 g。

调料：植物油、酱油、盐、小苏打各适量。

做法：

①鸡蛋打散；猪瘦肉洗净，切丝；荞麦面中加入鸡蛋液、少许小苏打、盐，先和成硬面团，再分次加水，搅拌成糊状。

②将平底锅烧热，涂上油，倒入适量面糊，提起锅来旋转，使面糊均匀地铺满锅底，待熟后即可出锅。

③将肉丝和绿豆芽加盐、酱油烧熟，卷入煎饼即可。

3. 玉米

【热量、推荐用量】1.12 kcal/g，100 g/餐或每天煮玉米棒1个。

【性味归经】性平，味甘，归胃、大肠经。

【营养点评及对糖尿病的好处】玉米富含膳食纤维、胡萝卜素、维生素B族，生糖指数也比较低（煮玉米粒GI为55，玉米糁粥GI为51.8），糖友食用玉米可以延缓消化速度，减少食物的摄入量。玉米中所含的镁、谷胱甘肽等具有调节胰岛素分泌的功效，能强化胰岛素的作用，预防糖尿病。糖友可以经常食用玉米。玉米中的油酸等可降低心肌梗死、脑卒中的发病率。而亚油酸又能和维生素E共同作用，从而降低血胆固醇浓度。

【食用注意】玉米煮粥时加少量碱，可使玉米中的烟酸充分释放出来，有利于维护糖友微血管健康。糖友应选择含膳食纤维较多的老玉米，尽量少吃含糖量高的甜玉米和淀粉含量高、食用后易升高血糖的糯玉米

【食用方法】蒸玉米

材料：鲜玉米一根（约200 g）。

做法：

①玉米去外皮洗净，放入蒸锅里。

②大火烧开后继续蒸15分钟即可。

4．黑米

【热量、推荐用量】333 kcal/g，50 g/d。

【性味归经】性温，味甘，归脾、胃经。

【营养点评及对糖尿病的好处】黑米是传统的养生米，营养价值高，富含膳食纤维、B族维生素，微量元素锰、锌、铜、铁，花青素、胡萝卜素及强心苷等，膳食纤维和B族维生素对于糖友利于控糖及代谢糖类，黑米中含有丰富的膳食纤维，可提高胰岛素的利用率，延缓小肠对碳水化合物和脂肪的吸收，控制餐后血糖的上升速度。黑米中富含黄酮类活性物质，能够预防动脉硬化。其所含的钾、镁等矿物质还有利于控制血压，减少患心脑血管疾病的风险。

中医食疗认为黑米具有健脾、补血、养肝肾的功效，常吃黑米有助于糖尿病患者补充营养及维持血糖平稳。

【食用注意】黑米米粒外部有一层坚韧的种皮，不易煮烂，因此应先浸泡再煮，有利于糖友消化吸收。泡米水最好不要倒掉，以免营养随水流失。黑米的营养损失会随着淘洗次数的增加而增加，所以淘洗干净即可，不要次数过多。

【食用方法】黑米二米饭

材料：大米30 g，黑米30 g。

做法：

①将黑米洗净，用清水浸泡4小时以上；大米淘洗干净。

②将黑米、大米和适量冷水放入电饭锅里，按下煮饭键，待米饭熟后再焖10分钟即可。

5．薏米

【热量、推荐用量】3.57 kcal/g，50～100 g/d。

【性味归经】性微寒，味甘、淡，归脾、肺、胃经。

【营养点评及对糖尿病的好处】薏米属于药食两用的中药食材，具有很高的营养价值和保健功效，含有丰富的蛋白质、维生素 B_2、薏苡仁酯、豆甾醇、钙、镁及多种氨基酸。有研究发现，薏米水提取物能显著降低高血糖。薏米含有的多糖，有显著的降糖作用，可抑制氧自由基对胰岛 β 细胞的损伤。此外，薏米中的膳食纤维也可延缓餐后血糖的上升速度。薏米中的水溶性膳食纤维可以降低血液中的胆固醇以及甘油三酯，进而降低血脂。此外，还能增强肾功能，改善糖尿病性肾病尿少、水肿等症状，适合糖友食用。中医认为薏米具有祛湿健脾、清热排脓的功效，也利于防治糖尿病的慢性并发症。

【食用注意】薏米品性微寒，长于清利湿热，炒后（即用小火炒到微黄，略带焦斑，常作药用）其寒性减弱，长于健脾止泻，可与温性食物一起煲汤，具有很好的利尿保健作用。可将鸡腿、番茄与薏米一起炖煮。

【食用方法】薏米山药粥

材料：薏米、大米各 50 g，山药 25 g。

做法：

①将薏米和大米分别淘洗干净，薏米浸泡 4 小时，大米浸泡 30 分钟；山药洗净，去皮，切成丁。

②锅置火上，倒入适量清水，放入薏米煮软后再加入山药丁、大米，大火煮至山药熟、米粒熟烂即可。

6. 小米

【热量、推荐用量】3. 61 kcal/g，50 ～ 100 g/d。

【性味归经】性凉，味甘、咸，归肾、脾、胃经。

【营养点评及对糖尿病的好处】小米也属于粗粮，营养价值高，富含蛋白质、碳水化合物，维生素 B_1、B_2，以及铁、钙、锌、硒、磷、镁等矿物质。小米中所含的维生素 B_1 可以参与碳水化合物和脂肪的代谢，能够帮助葡萄糖转变成热量，控制血糖升高。小米中的膳食纤维具有促进肠蠕动、防治便秘的功效。此外，小米还对糖友服用药物引起的肠道反应及并发动脉硬化有辅助治疗的作用。中医认为小米具有清热、健脾胃、养阴的功效，是适合糖友经常食用的主食。

【食用注意】小米吃法很多，但以煮粥吃最好，可添加莲子、百合、核桃以及豆类同煮，不仅味道好，而且可以降低小米粥的升糖指数。煮小米粥时不宜放碱，因为碱会破坏小米中的维生素，造成营养的流失，不利于血糖的控制。

【食用方法】莲子百合小米粥

材料：干莲子 10 g，干百合适量，红枣 4 粒，小米 30 g。

做法：

①将干莲子、干百合分别放入水中浸泡 2 小时；小米洗净。

②上述材料加水适量，煮开后放百合小火慢煲 2 小时。

7. 黄豆

【热量、推荐用量】3. 90 kcal/g，30 g/d。

【性味归经】性平，味甘，归脾、大肠经。

【营养点评及对糖尿病的好处】黄豆的蛋白质含量高，属于优质蛋白质，富含大豆脂肪、矿物质及 B 族维生素等，膳食纤维也很高。通常传统食法是将黄豆制成豆腐食用。经常食用黄豆及黄豆制品可以降低血糖、改善糖耐量。黄豆富含膳食纤维和大豆异黄酮等物质，有降糖、保健、健肠的作用。黄豆中的植物固醇有降胆固醇的作用，它在肠道内可与胆固醇竞争，减少胆固醇的吸收。此外，其所含的膳食纤维能吸收胆酸，减少体内胆固醇的沉积。黄豆及其制品对血糖的影响比较小。

【食用注意】黄豆有豆腥味，在炒黄豆时，滴几滴黄酒，再放入少许盐，这样可以减少豆腥味。黄豆中含有胰蛋白酶抑制剂，生食易发生胀气、呕吐等，因此豆制品一定要烹熟再食用。经常喝豆浆、吃豆腐等也有助于补充优质蛋白质，对平稳血糖、降压等十分有益。

【食用方法】煎豆腐

材料：南豆腐 300 g。

调料：植物油、葱花、蒜片，酱油适量或盐 2 g。

做法：

①热锅凉油，放入大小合适的豆腐块，文火加热不断移动煎锅不使豆腐粘锅，直至豆腐变黄，翻另一边煎黄。

②起锅后淋上适量酱油即可。

8. 黑豆

【热量、推荐用量】4.01 kcal/g，30 g/d。

【性味归经】性平，味甘，归脾、肾经。

【营养点评及对糖尿病的好处】促进胰岛素分泌。

黑豆营养全面，含有丰富的蛋白质、维生素、矿物质，黑豆含有丰富的铬，铬能帮助糖友提高对胰岛素的敏感性，有助于糖尿病的治疗。黑豆皮呈黑色，含有丰富的花青素，是很好的抗氧化剂，能清除人体内的自由基。此外，黑豆中含有胰蛋白酶，能增强胰岛功能，促进胰岛素分泌。黑豆中含有丰富的钾，钾具有维持细胞内外渗透压和酸碱平衡的作用，可以排出人体多余的钠，能有效降低血压。中医认为黑豆能够补肝肾、抗衰老、利水、活血、祛风、解毒等，适合糖友经常食用。

【食用注意】生黑豆中胰蛋白酶抑制剂会降低人体对蛋白质的吸收，但经过加工烹饪后不会对人体造成伤害，所以黑豆一定要煮熟透了吃（黑豆豆浆也一定煮沸后再多煮5分钟），这样黑豆中的营养才能更好地吸收。胃胀腹胀或消化不良的人最好不要吃黑豆，否则会加重症状。

【食用方法】凉拌黑豆

材料：黑豆80 g，芹菜50 g，红椒30 g。

调料：盐3 g，香油2 g，八角、干辣椒、肉桂、陈皮各适量。

做法：

①黑豆洗净，用清水浸泡8小时；芹菜洗净，切成丁，放入沸水中焯一下；红椒去蒂洗净，切成丁。

②锅内放水，加入盐、八角、干辣椒、花椒、肉桂、陈皮煮开，然后放入黑豆，中火焖煮至熟，捞出，晾凉。

③将芹菜丁、红辣椒丁和黑豆拌匀，加盐、香油拌匀即可。

9. 绿豆

【热量、推荐用量】3.16 kcal/g，40 g/d。

【性味归经】性凉，味甘，归心、胃经。

【营养点评及对糖尿病的好处】绿豆富含维生素和矿物质，其中的B族维生素及钾、镁、铁等的含量要远远高于其他谷类，有消暑降糖、消水肿、利小便的作用，糖尿病合并肾病的患者可食用绿豆，按主食计算能量。

绿豆富含膳食纤维、钾等，对糖友控制空腹血糖、餐后血糖有一定作用，对肥胖者和糖友有辅助治疗的作用。绿豆有消暑降糖、消水肿、利小便的作用，对治疗糖尿病合并肾病有一定的作用。此外，绿豆还含有降压成分，对防治糖尿病并发高血压有一定帮助。绿豆可与大米、小米掺和起来制作米饭、粥等主食；也可磨成粉后制作糕点及小吃，可有效平稳餐后血糖。

中医认为糖友多数属于阴虚体质，绿豆性寒凉，可以清火解毒，解暑止渴，利小便，并对治疗痈肿、水湿有良好作用，对防治糖尿病的慢性并发症有益。

【食用注意】煮绿豆时忌用铁锅，因为豆皮中所含的单宁质遇铁后会发生化学反应，生成黑色的单宁铁，并使绿豆的汤汁变为黑色，影响味道及人体的消化吸收。

【食用方法】绿豆芹菜汤

材料：绿豆、芹菜各 50 g。

做法：

①绿豆洗净，用清水浸泡 6 小时；芹菜择洗干净，切段。

②将绿豆和芹菜段放入搅拌机中搅拌成泥。

③锅置火上，加适量清水煮沸，倒入绿豆芹菜泥拌匀，煮沸后用盐调味，淋入香油即可。

10. 赤小豆

【热量、推荐用量】3. 24 kcal/g，30 g/d。

【性味归经】性平，味甘，归心、小肠经。

【营养点评及对糖尿病的好处】赤小豆富含膳食纤维，热量低于谷类，且富含维生素 E 以及钾、镁、锌、硒等活性成分，赤小豆富含蛋白质、钙、磷、钾、镁、锌、硒、铁、维生素 B_1、维生素 B_2、烟酸等。

赤小豆中的可溶性纤维可以延缓饭后血中葡萄糖的吸收，食用后血糖水平上升速度较慢，对维持餐后血糖、稳定胰岛素水平效果较好。特别适合糖友食用。它不仅仅有益于降糖，还可以防治肥胖症、高脂血症等。

【食用注意】赤小豆的豆质较硬，若与大米一同蒸煮往往大米已经熟了，但赤小豆还是硬的，不易煮熟，所以赤小豆需要提前浸泡 8 ～ 12 小时。

【食用方法】莲子百合赤小豆粥

材料：干莲子 5 g，干百合适量，赤小豆 25 g，大米 100 g。

做法：将赤小豆洗净浸泡 8 小时，将干莲子、干百合分别放入水中浸泡 2 小时；大米洗净，浸泡 30 分钟。上述材料加水适量，煮开后放百合小火慢煲 2 小时。

（二）薯类

薯类包括马铃薯（土豆）、甘薯（红薯、山芋）、芋头、木薯、山药等。木薯一般用于生产淀粉，其他的薯类是我国居民膳食经常食用的食物，特别是马铃薯和红薯。薯类的水分含量在 60% ～ 90%，在营养上介于谷类和蔬菜之间，既可以充当主食替代粮食类食品，也可以当作蔬菜。糖友可以食用薯类，只是要按照营养师的指导计算能量纳入主食总能量中。

薯类含有丰富的碳水化合物且易被人体吸收，蛋白质、脂肪含量较低。马铃薯中还含有丰富的钾。薯类中的维生素 C 含量高于谷类，甘薯中胡萝卜素含量高于谷类。薯类食物还含有丰富纤维素、半纤维素和果胶等，可促进肠道蠕动，预防便秘。

薯类的淀粉含量丰富，淀粉在小肠内分解为葡萄糖以后被人体吸收，是一种对血糖浓度影响比较大的食物。

（三）蔬菜

蔬菜一般含水分 90% 以上，是人体膳食纤维、维生素、矿物质及植物化学物的重要来源。深色蔬菜的营养价值相对高于浅色蔬菜。

深绿色蔬菜：菠菜、芹菜、韭菜、油菜、香菜、包菜、青色大白菜等。

红色蔬菜和橘黄色蔬菜：番茄、胡萝卜、南瓜、红菜头等。

紫红色蔬菜：紫甘蓝、紫茄子、红苋菜等。

十字花科蔬菜：白菜类，如小白菜、菜心、大白菜、紫菜薹、红菜薹等；甘蓝类，如椰菜、椰菜花、球茎甘蓝等；芥菜类（头菜）、头菜、根芥菜（大头菜）等；萝卜类；水生蔬菜类。

含糖量高的蔬菜：甜菜、胡萝卜、南瓜、麝香瓜。

含糖量低的蔬菜：各种瓜茄类蔬菜，如西红柿、黄瓜、冬瓜、苦瓜、茄子；叶菜类蔬菜。

选用蔬菜时，首先应选择新鲜和应季蔬菜，深色蔬菜应占一半，要注意增加绿色蔬菜、十字花科蔬菜、菌藻类等食物的摄入。糖友要注意选择含糖量低的蔬菜，含糖量高的蔬菜应减少用量。

（四）水果

新鲜水果中含水分较多，可达到85% ～90%，含有丰富的碳水化合物，还含有丰富的纤维素、半纤维素和果胶。水果中的矿物质主要是钾、镁、钙等，钠含量较低，还含有较多的植物化学物质，如有机酸、类胡萝卜素、类黄酮芳香物质等，能刺激消化腺的分泌，增进食欲，对维生素 C 的稳定性有保护作用，具有抗氧化性，能促进多种矿物质吸收。

由于水果中含有部分果糖、葡萄糖等，过量食用容易引起血糖波动，故糖友应在血糖控制平稳，并在营养师的指导下，适量吃一些含糖量低的水果。为减少对血糖的影响，最好放在两餐之间食用。

含糖量高的水果：葡萄干、葡萄（淡黄色、小、无核）、巴婆果、菠萝、芒果。

含糖量低的水果：苹果、梨、桃、李子、樱桃、柚、柑。

（五）水产品

鱼肉含有优质蛋白质，易为人体吸收，吸收率大于95%，尤其适合糖友食用。鱼肉的脂肪含量低，其中多不饱和脂肪占的百分比大大高于禽畜肉的脂肪，有助于降低胆固醇和甘油三酯，对心脑血管疾病有很好的防治作用。此外，鱼肉中还含有钙、磷等矿物质及维生素A、维生素D等。

除鱼类外，其他水产动物还包括甲壳类和软体动物，如虾、蟹、扇贝、乌贼等。蛋白质含量多，脂肪和碳水化合物含量低，维生素含量与鱼类含量相近，钙、钾、铁、锌等矿物质含量丰富，为1.0%～1.5%。其中河虾含钙较高，牡蛎、扇贝含锌较高，河蚌、田螺含铁较高。

（六）禽畜肉类

畜肉包括猪肉、羊肉、牛肉等，是提供人体蛋白质的重要食物来源，其必需氨基酸的构成比例接近人体需要，易于被人体充分利用，营养价值高，属于优质蛋白质。畜肉还可提供脂溶性维生素A、维生素E和水溶性B族维生素以及铁、锌等微量元素。铁主要以血红素形式存在，消化吸收率较高。畜肉一般能量高，饱和脂肪酸比例大，故不宜吃得太多。

禽肉虽然与畜肉的蛋白质含量大致相当，但脂肪含量相对低，而不饱和脂肪含量较高，脂肪酸组成优于畜类脂肪。禽肉中含有丰富的矿物质，其中钾的含量最高，其次是磷，禽肉中的锌、硒含量也较高，其中硒的含量高于畜肉。

在选择禽畜肉类时，优选禽肉，以瘦肉为主。少吃烟熏、腌制以及加工肉类。

（七）蛋类

蛋类蛋白质含量较高，氨基酸组成与人体最为接近，优于其他动物性蛋白，蛋黄的蛋白质含量高于蛋白，B族维生素、钙、磷、铁、锌等矿物质主要存在于蛋黄中，蛋黄也是磷脂的主要来源，但胆固醇含量比较高。

（八）坚果

坚果分为两类；树坚果和种子。树坚果包括杏仁、腰果、榛子、核桃、开心果、夏威夷果等，种子包括花生、葵瓜子、南瓜子等。

坚果含有的油脂以不饱和脂肪酸为主，必需脂肪酸含量高，还富含卵磷脂，可以降低胆固醇，有助于改善血糖，对于防止动脉粥样硬化、高血压、冠心病、糖尿病等有一定的效果。坚果因其含大量脂肪，不宜多吃，避免能量过量。

（九）奶及奶制品

奶及奶制品能够提供优质蛋白、丰富的钙、维生素A和维生素B_2。奶及奶制品中的钙容易被人体吸收，是膳食中钙的最佳来源，具有防止骨质疏松、降低高血压的作用。

常见的奶制品有全脂奶、脱脂奶、低脂奶、奶粉、酸奶、炼乳、奶酪等。乳糖不耐受者、消化不良的患者、老年人等选用酸奶；体重肥胖、高血脂、心血管疾病和脂性腹泻患者适宜选用低脂奶或脱脂奶，以减少能量和动物脂肪。

奶油以饱和脂肪酸为主，故不推荐食用；含乳饮料不是奶制品，其营养价值远低于奶制品，且含有较高的添加糖，不推荐食用，购买时需注意阅读食品营养标签。

（十）油脂

油脂分为植物油和动物油，二者脂肪酸的构成比不同，对健康的影响也不同。饱和脂肪酸会升高胆固醇，增加心脑血管疾病风险；多不饱和脂肪酸有降低血胆固醇的作用；单不饱和脂肪酸主要是油酸，对降低血胆固醇、甘油三酯和低密度脂蛋白胆固醇有益。

多数食物中的脂肪以不饱和脂肪酸为主，并含有少量植物甾醇，如花生油、豆油、玉米油、葵花籽油等；橄榄油、茶油含不饱和脂肪酸；饱和脂肪酸主要存在于动物脂肪、棕榈油、椰子油中。

多数动物油中饱和脂肪酸含量较高，还含有胆固醇，对心血管不利，如猪油、羊油、牛油等。鱼油中的不饱和脂肪酸较多，深海鱼油中还含有 $\omega-3$ 脂肪酸，对胆固醇代谢异常有辅助改善作用。

需要注意的是，无论动物油还是植物油，其所产生的能量都是偏高的，过量食用会造成超重、肥胖，不利于血糖控制。

（十一）调味品

常用的调味品有盐、酱油、酱、醋、鸡精、味精、糖、酱腌菜、香辛料类、生鲜蔬菜类等。

大多数调味品钠含量较高，长期摄入过量的钠与高血压密切相关。已患有高血压、心血管疾病的糖友应选择少吃盐、酱油、酱、味精等含钠高的食物，在烹调菜肴时用醋、柠檬汁等代替酱油、酱等含钠高的调味品调味。

第三节　能量及能量的需求

正如万物生长需要太阳，汽车行驶需要汽油，电灯照明需要电能一样，人体的一切生命活动都需要能量。能量是维持生命活动的基础物质，是生命活动的源泉，是人体的第一需要。人体每时每刻都在消耗能量，没有能量人就无法生存。不管是睡觉、读书、工作，还是做家务、锻炼身体，都需要消耗能量。换言之，维持人体的心跳、呼吸、血液循环、体温等重要生命活动以及从事身体活动（体力活动）等均需消耗能量。没有了能量，心跳会停止，血液会无法流动，呼吸会无法进行，生命也将停止。

人体需要的营养素包括碳水化合物（淀粉）、脂类（脂肪）、蛋白质、水、维生素和矿物质。碳水化合物、脂肪和蛋白质被称为“三大产能营养素”。其中，碳水化合物中的淀粉主要存在于谷物、薯类和杂豆中；脂肪主要来自食用油和动物脂肪（肥肉）；蛋白质主要存在于肉、鱼、禽、蛋、大豆及其制品中。碳水化合物中的膳食纤维产生的能量极少，可忽略不计。水、维生素、矿物质则不能产生能量。

了解了这些知识后，我们就会明白“喝口水都能长胖”的说法是多么不靠谱！白开水和各种市售的饮用水都不含三大产能营养素，饮用后不仅不会产生任何能量，还能促进机体的新陈代谢，有利于减肥，所以减肥者可以放心大胆地喝水。

一、能量怎么来的，怎么算的？

我们吃进去的食物是如何变成能量的呢？

淀粉、脂肪和蛋白质经过小肠消化吸收后，通过血液循环被运送至全身各处细胞中，与来自肺部的新鲜氧气结合，在细胞“发电站”——线粒体中进行氧化，释放出能量供细胞、组织和器官使用。

能量又称热量。能量值是指碳水化合物、脂肪、蛋白质在体内经过消化、吸收、代谢后所产生的热量。

目前，国际上营养学习惯用的能量单位为千卡或千焦；健身房通常使用的能量单位为大卡和卡（卡路里）。

它们之间的换算关系如下：

1 kcal＝1 大卡＝1000 卡路里＝4.184 kJ

1 kcal 的热量（能量）是指 1 kg 纯水从 15℃升高到 16℃所吸收的能量，即纯水每升高 1 摄氏度所吸收的能量。

每克碳水化合物、脂肪和蛋白质在体内彻底氧化后可分别产生 4 kcal、9 kcal 和 4 kcal 的能量。

知道了三大产能营养素的能量值，我们就可以根据某种食物中的碳水化合物、脂肪、蛋白质和膳食纤维的含量，计算该食物的能量值。下面以表 8－1 中 100 g（二两）米饭（蒸）和馒头为例进行说明。

表8－1　100 g米饭（蒸）和馒头的产能营养素含量与能量值

食物	碳水化合物（g）	蛋白质（g）	脂肪（g）	膳食纤维（g）	水（g）	能量（kcal）
米饭（蒸）	25.6	2.6	0.3	0.3	70.9	116
馒头	45.7	7.0	1.1	1.3	43.9	223

引自：杨月欣，王先亚，潘兴昌等，《中国食物成分表》（第2版），北京大学出版社，2009。

二、 每日摄入的能量都用在哪？

成年人每日的能量消耗包括基础代谢能量消耗、身体活动能量消耗和食物热效应能量消耗三方面，三者在每日总能量消耗中所占的比例分别为60%～70%、15%～30%和5%～10%。可以看出，基础代谢能量消耗是影响能量需要的主要因素。

1．基础代谢能量消耗

基础代谢能量消耗，又称基础能量消耗，简称基础代谢，以千卡/天（kcal/d）表示，是维持人体最基本生命活动所必需的能量消耗，是人体能量消耗的主要部分，占人体每日总能量消耗的60%～70%。

世界卫生组织对基础代谢的定义为：经过10～12小时空腹和良好的睡眠、清醒仰卧、恒温条件下（一般为22～26℃），无任何身体活动和紧张的思维活动，全身肌肉放松时所需要的能量消耗。此时机体处于维持最基本的生命活动状态，能量消耗仅用于维持体温、心跳、呼吸、各器官组织和细胞功能等最基本的生命活动。

人体的基础代谢率存在较大的个体差异，主要与机体构成、体表面积、年龄、性别和生理状况等因素有关。影响人体基础代谢能量消耗的因素如下：

①机体构成。人的体重包含脂肪组织的重量（肥体重）和非脂肪组织的重量（瘦体重）。肥体重是指脂肪组织的重量，主要包括皮下脂肪和内脏脂肪的重量；瘦体重是非脂肪组织的重量，主要包括肌肉、内脏器官、脑、骨骼和血液等的重量，其主要构成成分是水和蛋白质。与脂肪组织（皮下脂肪和内脏脂肪）相比，肌肉等非脂肪组织代谢更为活跃，其消耗的能量占基础代谢能量消耗的70%～80%。因此具有发达肌肉和较少脂肪组织的成年人，如运动员、健美者和经常运动者，其基础代谢率明显高于含有较多脂肪组织的超重者或肥胖者。也就是说，肌肉越多，机体的基础代谢率就越高。肌肉量不仅对基础代谢率影响较大，而且可持久地影响成年人的基础代谢水平。因为肌肉24小时都需要消耗能量，它是人体最重要的“燃脂机器”，是体内脂肪燃烧的主要场所。

②体表面积或体型。体表面积越大，向外散发热量越快，故基础代谢率与体表面积大小成正比。一般来说，年龄、性别、体重完全相同的两个成年人，体型高瘦者的基础代谢率明显高于矮胖者，因为体型高瘦者的体表面积明显大于矮胖者。

③年龄。不同年龄的人的身体构成和器官活动存在较大差别，故基础代谢率存在年龄差异，通常随年龄增大而降低，40岁以后，每10年人体基础代谢率降低约2%。年龄越小，其细胞、组织和器官活动越强，体内肌肉组织越多；年龄越大，人体的器官活动越弱，活动量越少，肌肉量也相应减少。因此，

儿童及青少年的基础代谢率高于成年人，成年人高于老年人。

④性别。青春期之前，人体的基础代谢率差别很小，但成年以后男性基础代谢率普遍高于女性。造成这一性别差异的原因可能是由于体内激素水平及身体构成的不同。正常体重情况下，成年男性体内脂肪含量（体脂率）低于成年女性，二者的体脂率分别为15% ～20% 和25% ～30%；男性的肌肉组织更发达，因此成年男性具有更高的基础代谢率。

⑤不同生理状况。婴幼儿、儿童、青少年生长发育快，故其基础代谢水平相对较高；孕妇和乳母因机体合成增加，故基础代谢能量消耗增加。

此外，人的体质受遗传和环境因素（包括饮食营养与运动等）的影响，良好的体质可提高基础代谢水平，不良的体质可降低基础代谢水平。身体构成的不同导致基础代谢水平不同，这就很好地诠释了为什么有些人“怎么吃都不胖”，而有的人却“吃什么都长胖”。这是因为前者肌肉较发达，基础代谢旺盛，基础代谢能量消耗大，同时发达的肌肉在运动时会消耗更多的能量，故这些人不容易发胖；后者体内脂肪含量较高，基础代谢不那么活跃，基础代谢能量消耗小，并且不发达的肌肉在运动时消耗的能量较少，故这些人容易发胖。

人体体重的增减取决于能量摄入与能量消耗之间的平衡关系。当机体的能量摄入超过能量消耗时，体重会增加；当机体的能量摄入小于能量消耗时，体重就会减小；当机体的能量摄入等于能量消耗时，体重将保持不变。

值得一提的是，只有通过身体活动提高非脂肪组织含量，即瘦体重，才能拥有较高的基础代谢率。而基础代谢水平的下降会引起一系列不良后果，如增加肥胖发生的风险，出现减肥后体重反弹的“溜溜球效应”，即不当减肥导致的“减了又肥，肥了又减”，体重上上下下反复波动的现象。节食减肥、久坐不动等均可引起基础代谢水平的下降。因此不管胖不胖，还是应该行动起来，每天多运动运动。

2. 身体活动能量消耗

身体活动（体力活动）是指为了增加能量消耗的肌肉活动。一般分为职业活动、交通活动、家务活动（洗衣、做饭、洗碗、拖地等）和休闲活动（运动、健身）等。

身体活动能量消耗，也称体力活动能量消耗，是指任何由肌肉收缩引起的能量消耗，通常情况下占人体每日总能量消耗的 15% ～30%，是人体唯一能够进行自我调节的能量消耗。身体活动能量消耗与身体活动水平和活动时间呈正相关。身体活动水平越高，活动时间越长，机体能量消耗就越大。身体活动水平是每日总能量消耗和基础代谢能量消耗的比值，即身体活动水平 = 每日总能量消耗/基础代谢能量消耗，它可表示身体活动强度。根据身体活动水平大小，可将其分为轻度身体活动水平（身体活动水平 =1.50）、中等身体活动水平（身体活动水平 =1.75）和重度身体活动水平（身体活动水平 =2.00）（见附录表2）。

不同的身体活动水平使得人体能量消耗量也不同。人体可以通过调整身体活动水平来控制能量消耗，从而保持能量平衡和维持健康。即当人体能量摄入超过需要量时（如大吃大喝、暴饮暴食），需要通过增加身体活动来增加能量消耗；当人体能量摄入小于需要量时（如饥饿、禁食时），则需要适当减少身体活动来降低能量消耗，从而保持能量摄入与能量消耗的平衡，维持体重的相对恒定。

身体活动的能量消耗与身体活动强度、持续时间呈正相关（见附录表3）。一般来说，身体活动强度越高、活动时间越长，身体活动消耗的能量就越大。

附录表3中的“能量消耗”是用“［kcal/(kg·h)］”来表示的。比如，我们想知道跑步消耗多少热量，查表可知，以8 km/h的速度跑步，其能量消耗是7.8 kcal/(kg·h)。意思就是说，每小时每公斤体重消耗7.8 kcal，这样60 kg的人，跑步1 h就可以消耗468 kcal（即60×7.8）。

3. 食物热效应能量消耗

食物虽然能供给能量，但食物在人体内的消化、吸收和代谢过程也会消耗一些能量。例如，进食后胃肠蠕动会加强，肝对各种营养物质的分解与合成、血液对各种营养物质的转运等都会繁忙起来，这些过程都需要消耗能量。这种由于摄入食物而引起的额外能量消耗称为食物热效应能量消耗，占人体每日总能量消耗的5%～10%。

不同产能营养素具有不同的食物热效应能量消耗。在三大产能营养素中，蛋白质的食物热效应能量消耗最大，为其本身产能的20%～30%；碳水化合物次之，为5%～10%；脂肪的食物热效应能量消耗最小，不超过5%。

此外，细心的人会发现，吃完饭后体温会略有升高。一般来讲，体温升高在进食后不久就会出现，这也是吃饭时和饭后会觉得热的原因之一。在寒冷的冬天，这一现象会更加明显。这就是食物热效应的外在表现。

三、成人每天摄入多少能量合适?

能量是机体的第一需要，是人体进行各种活动的物质基础。机体只有在获得足够能量之后，才能正常发挥各项功能。能量需要是指长期保持良好的健康状态、维持良好体形和理想活动水平所需要的能量。成年人的能量需要主要通过摄入含有三大产能营养素的食物得到满足。

年龄不同、性别不同、身体活动不同的个体和人群具有不同的能量需要量。中国营养学会推荐的我国 14 ～64 岁居民膳食能量需要量见表 8 -2。

表 8 -2　我国 14 ～64 岁居民膳食能量需要量

年龄（岁）	男性（kcal/d）			女性（kcal/d）		
	轻	中	重	轻	中	重
14 ～ 17	2500	2850	3200	2000	2300	2550
18 ～ 49	2250	2600	3000	1800	2100	2400
50 ～ 64	2100	2450	2800	1750	2050	2350

引自：中华人民共和国卫生行业标准 WS/T578. 1—2017《中国居民膳食营养素参考摄入量——第 1 部分：宏量营养素》

注：表中轻、中和重表示不同程度的身体活动水平。

从表 8 -2 中可以看出，年龄越小对能量的需要越大；相同年龄、相同身体活动水平的男性的能量需要量高于女性；随着身体活动水平的提高，人体对能量的需要量增大。不同体力劳动人员不同身高体重每日所需能量也不同（详情见附录表 4 ～表 6）。

关于成人每日摄入多少能量合适，现举例如下：

吴女士30岁，职业为办公室职员。因为办公室职员的身体活动水平属于轻度，根据表8－2，她每日适宜摄入能量为1800 kcal。

李先生30岁，职业为销售人员。因为销售人员的身体活动水平属于中等，根据表8－2，他每日适宜摄入能量为2600 kcal。

需要注意的是，这是针对健康人群能量摄入的粗略估算，每位糖友的基础情况不同，营养师通常需要进行全面评估后才能计算出最适合的能量摄入量。

四、 糖尿病患者的能量摄入量

合理控制能量摄入是糖尿病饮食控制的首要原则。糖友的能量供给以维持理想体重为宜。对于肥胖者而言，必须减少能量的摄入以减轻体重，对于消瘦者而言，必须要提高能量摄入量以增加体重。

能量平衡对于糖尿病的一、二、三级预防非常重要，既要调整能量摄入以控制体重在合理范围，并改善不同疾病阶段的代谢状况，又要符合中国居民膳食摄入推荐量，以获得足够的均衡的营养素，预防营养不良的发生和维持正常体重。在充分考虑基础代谢、活动强度等能量需求基础上一般采用经验公式进行估计，或者采用通用系数的方法求得每日的能量需求，其中考虑到了身高、体重、性别、年龄、活动量、应激状态等因素。

每天需要的能量 = 理想体重 × 能量级别（能量系数）

能量系数一般在25～40 kcal/(kg·d）之间取，比如某人的标准体重为70 kg，干轻体力劳动，目前体重约72 kg，则一天的总能量供给为 2100 kcal。许多的糖友伴有超重或肥胖，所以能量系数可以取低一些，一般可以取 20 ～ 25 kcal/(kg · d)，这样总能量比较低，利于降脂减重。成人糖尿病患者每日能量供给量参见表 8 – 3。

表 8 – 3　成人糖尿病患者每日能量供给量

单位：kJ/kg(kcal/kg)

劳动活动强度	举例	体重偏低	正常体重	超重/肥胖
重体力劳动	农民、建筑工、搬运工、伐木工、冶炼工、舞蹈者、运动员	188 ～ 209 (45 ～ 50)	167（40）	146（35）
中体力劳动	学生、司机、电工、外科医生	167（40）	125 ～ 146 (30 ～ 35)	125（30）
轻体力劳动	办公室职员、老师、售货员、钟表修理工	146（35）	104 ～ 125 (25 ～ 30)	84 ～ 104 (20 ～ 25)
休息状态	卧床	104 ～ 125 (25 ～ 30)	84 ～ 104 (20 ～ 25)	62 ～ 84 (15 ～ 20)

第四节　食品交换份法

食物交换份是营养学上的一个重要概念，在糖友的膳食营养操作过程中具有实际意义。其核心内容是把能产生 90 kcal 热量的食物当作一份，同类食物可以互换和等量互换。同类食物中不仅能量相等（90 kcal），而且碳水化合物、蛋白质和脂肪基本接近。运用食物交换份的方法，可以在保证热量平衡的基础上，相对自由地选择不同的食物，品尝各种食品佳肴，使饮食丰富多彩（详情见附录表7～表15）。

【知识链接】

生熟互换：食物煮熟后重量会发生很大的变化。本书所介绍的食物量如无特殊说明均指生重。但实际生活中，很多时候人们称量的是熟重。因此，糖友在制备饮食时应了解膳食的生熟重量互换关系，做到心中有数，计量准确。以下列出三种食物生熟生重关系供参考：

1 两大米：生重 50 g，熟重（米饭）130 g。

1 两面粉：生重 50 g，熟重（馒头）75 g。

1 两肉食：生重 50 g，熟重 35 g。

糖友的各种食物选择

1. 谷薯类

优选食物：荞麦、燕麦、麦麸、青稞、黑米、薏米、莜麦、玉米面、小米、红豆、绿豆等杂粮杂豆。

限制选择食物：大米、小麦面粉、米粉、粉丝、粉条等。

不宜食物：糯米、炸薯条、糖心番薯、奶油蛋糕、爆谷（玉米花）、月饼、披萨、饼干、白面包、油饼、油条等。

2. 蔬菜类

优选食物：苦瓜、黄瓜、冬瓜、茄子、西葫芦、西红柿、芹菜、芥蓝、菠菜、茼蒿、小白菜、油菜、香菜、苋菜、荠菜、豆芽、豌豆苗、空心菜、裙带菜、石花菜、马齿苋、大白菜、圆白菜、紫甘蓝、莴笋、竹笋、芦笋、芦荟、生菜、丝瓜、香菇、平菇、草菇、口蘑、松茸、鸡腿菇、金针菇、木耳、魔芋等。

限制选择食物：胡萝卜、南瓜、荸荠、鲜豇豆、扁豆、洋葱、蒜苗、鲜豌豆等。

不宜食物：土豆、山药、芋头、凉薯、茨菇、百合、藕等含淀粉高的蔬菜（可以将其视为主食食用，大约 100 g 上述蔬菜替换 25 g 粮食）。

3. 肉类

优选食物：鸡肉、瘦猪肉、瘦牛肉、牛腱子、兔肉、乌鸡、鸭肉、鹅肉、鸽肉、鹌鹑、鸡胗等。

限制选择食物：畜肥牛、各种带皮肉、动物肝脏等。

不宜食物：香肠、火腿、午餐肉、炸鸡、炸丸子、糖醋里脊等。

4. 水产类

优选食物：鱼肉、虾仁、海带、紫菜、海参、扇贝、鳝鱼、泥鳅、鲫鱼、牡蛎、鲢鱼、黄鱼、武昌鱼、鲈鱼、草鱼、黑鱼、鲤鱼、鳕鱼、三文鱼、青鱼、海蜇皮。

限制选择食物：烤鱿鱼、鲍鱼、鱼罐头等。

不宜食物：鱼子、蟹黄、糖醋鱼、炸鱼排等。

5. 蛋类

优选食物：鸡蛋、鸭蛋、鹅蛋、鹌鹑蛋、鸽蛋等各种新鲜禽蛋。

限制选择食物：松花蛋、咸蛋、煎蛋等。

6. 水果

优选食物：梨、苹果、桃、橘子、橙子、柚子、猕猴桃、李子、杏、草莓、西瓜等。

限制选择食物：木瓜、椰子、番石榴、杨桃等。

不宜食物：无花果、芒果、柿子、柿饼、荔枝、桂圆、大枣、哈密瓜、玫瑰香葡萄、香蕉、甜瓜、榴梿、葡萄干、果酱、水果罐头、果脯等。

7. 坚果

优选食物：原味大杏仁、开心果、白瓜子、核桃等。

限制选择食物：莲子、榛子、花生、松子、夏威夷果等。

不宜食物：咸味、五香味、甜味干果。

8. 烹调用品及其他

优选食物：橄榄油、茶油、花生油、豆油、葵花子油、亚麻籽油等（注：烹调油每日用量 <25 g），醋、低钠盐。

限制选择食物：盐、酱油、咖喱、辣椒、食糖、味精、鸡精等。

不宜食物：牛油、羊油、猪油、人造奶油、甜面酱、甜甜圈、可乐、汽水、雪糕（冰淇淋）。

第九章
糖尿病与饮食模式

相信注重血糖情况的糖友都会比较关注饮食，那么你知道有多少种饮食模式吗？据粗略统计，有几十种，下面介绍几种饮食模式供糖友参考。

1. 限能量平衡膳食模式（CRD）

CRD是一类在限制能量摄入的同时保证基本营养需求的膳食模式，其宏量营养素的供能比例符合平衡膳食的要求。CRD对于延长寿命、延迟衰老相关疾病的发生具有明确的干预作用。

CRD目前主要有三种类型：

①在目标摄入量的基础上按一定比例递减（减少30%～50%）。

②在目标摄入量的基础上每日减少500 kcal左右。

③每日供能1000～1500 kcal。

三大营养素供能比为碳水化合物:脂肪:蛋白质=（50%～60%）:（20%～30%）:（15%～20%）

2. 低能量膳食模式（LCD）

LCD的饮食模式，是在满足蛋白质、维生素、矿物质、膳食纤维和水这五大营养素的基础上，适量减少脂肪和碳水化合物的摄入，在正常自由进食的能量基础上减少50%左右，一般每日提供能量为800～1200 kcal。三大营养素供能比为碳水化合物:脂肪:蛋白质=(50%~60%):(20%~30%):(15%~20%)。由于此种模式易导致营养代谢紊乱，通常需要在医生和营养师的监督下进行。

3. 极低能量膳食模式（VLCD）

VLCD 通常指每日只摄入 400～800kcal 能量的饮食模式，主要来自蛋白质，而脂肪和碳水化合物的摄入是严格限制的。因机体处于饥饿状态时，极易引起体重减轻及电解质平衡紊乱等不良反应，所以不建议采用此模式。该方法必须在医生和营养师的严格指导下进行，预防并发症的发生。

4. 轻断食膳食模式

轻断食膳食模式也称间歇式断食（intermittent fasting），5∶2 模式，即1 周5 天正常进食，其他2 天（非连续）则摄取平常的1/4 能量（女性约500 kcal/d，男性约600 kcal/d）的饮食模式。轻断食模式有益于肥胖患者的体重控制和代谢改善，对超重和肥胖患者的血糖、胰岛素及低密度脂蛋白胆固醇、高密度脂蛋白胆固醇等代谢标志物均有改善作用；而且该模式无严重不良反应，患者依从性较好，易于长期坚持。

轻断食饮食模型有利于肥胖患者的体重控制和代谢改善，可改善超重和肥胖患者的血糖、胰岛素、低密度脂蛋白胆固醇、高密度脂蛋白胆固醇等代谢指标。除体重控制外，还可通过改善新陈代谢和炎症反应，间接增加体重控制的效益。同时，提高糖尿病、心脑血管疾病等慢性病的治疗水平。该方法应在营养师或医生的指导下进行。

5. 高蛋白质膳食（HPD）

HPD 的饮食模式是每日蛋白质摄入量超过每日总能量的20%或1.5 g/(kg · d)，但一般不超过每日总能量的30%或

2.0 g/(kg·d)。研究表明，与高碳水化合物饮食相比较，HPD能显著改善肥胖人群血清中的三酰甘油（甘油三酯）、高密度脂蛋白胆固醇水平，对存在糖尿病、心血管疾病和代谢综合征风险的患者有帮助，并且患者依从性更好。对于单纯性肥胖以及合并高三酰甘油血症者、高胆固醇血症者，采用高蛋白质膳食较正常蛋白质膳食更有利于减轻体重及改善血脂情况，有利于控制减重后体重的反弹。由于慢性肾功能不全的患者对蛋白质摄入有严格的限制，高蛋白质饮食可能会对慢性肾病患者的肾小球滤过率产生不利影响，因此合并慢性肾功能不全的患者应咨询专业医生，慎重选择高蛋白质饮食。

6. 代餐

代餐是一种加工食品，如以饮料、代餐棒或汤等替代常规固体食物。常见的代餐以提供蛋白质、纤维素和微量元素为基础，保证人体的基本需要，同时控制能量的摄入，以达到保持身材或减重的目的。

常见的代餐品种主要有三种：代餐粉、代餐饼干和代餐汤品。常见的代餐粉有黑豆代餐粉、果蔬代餐粉、蛋白质复合粉、谷类代餐粉、膳食纤维粉；常见的代餐饼干有代餐曲奇、代餐棒；常见的代餐汤品有代餐奶昔、代餐果昔、代餐粥、代餐汤。

代餐含有固定的能量和必要的维生素、矿物质和膳食纤维，被认为是一种高营养密度食物。研究表明，食用代餐不仅有助于体重控制，还能维持体重减轻，并且不容易引起营养失衡。高蛋白质类代餐能有效地增加蛋白质摄入，增加饱腹感、减少能量摄入、促进减重。食用一年或以上代餐的干预性研究已经证明，其持续减重达标准体重的 2% ～ 11%；不仅如此，还可以提高肥胖患者的生活质量，在减重后维持体重减轻方面也具有较好效果。

高蛋白低脂低碳水化合物的代餐配方通常升糖指数较低，有助于维持瘦体重，控制糖尿病和减少内脏脂肪；肥胖或超重的糖友使用代餐不仅可以减重，还可以增加胰岛素敏感性，降低胰岛素的需求量。Leader 等研究发现，一天使用两次代餐在减重效果、腰围控制、糖化血红蛋白（HbA1C）的控制以及依从性方面比一天一次代餐更好。因此，代餐作为超重或肥胖的糖友管理体重方案，推荐频率为一天使用两次，快速减肥期一天可使用两次或两次以上。代餐耐受性良好，无严重不良反应。常见的不良反应有胃肠道不适（如肠鸣、腹胀、便稀或便秘），但症状轻微，无须特殊治疗。

7. 低碳、极低碳水化合物膳食

低碳膳食模式是指碳水化合物的供能比低于正常，而脂肪或蛋白质供能比较高的膳食。一般认为碳水化合物供能比低于25%，即每日碳水化合物低于 125 g/2000 kcal 即为低碳膳食，若碳水化合物供能比低于 10%，即每日碳水化合物低于 50 g/2000 kcal 可认为是生酮膳食。生酮膳食是低碳膳食的极端，膳食中有 75% ～80% 的能量来自脂肪，碳水化合物供能比占不到10%，且要求这些碳水化合物来源于水果和非淀粉类蔬菜以及坚果等食物，从而最大限度阻止碳水化合物成为供能物质。机体由以葡萄糖作为能量来源转变为以脂肪酸和酮体作为能量来源。生酮膳食能在短时间内降低心血管疾病的风险，对肥胖、2型糖尿病和非酒精性脂肪肝的改善有显著的效果，比其他饮食疗法更立竿见影。该方法应在营养师或医生的指导下进行。

8. 地中海饮食

地中海饮食泛指希腊、西班牙、法国和意大利南部等处于地中海沿岸的南欧各国以蔬菜、水果、鱼类、五谷杂粮、豆类和橄榄油为主的饮食模式。该膳食模式的特点是蔬菜、水果、全谷类、豆类和坚果摄入量较高，适量摄入奶制品，且多为奶酪和酸奶；适量摄入红酒和鱼类等海产品；肉类及其制品摄入量较低；食物加工程度低而新鲜度高；橄榄油为主要食用油，也是主要的脂肪来源。营养特点是高膳食纤维、高维生素、高单不饱和脂肪酸和低饱和脂肪。

9. DASH 饮食

DASH 膳食模式又称终止高血压膳食，是一种通过增加蔬菜，水果、鱼和低脂食物摄入，减少红肉、饱和脂肪酸和甜食摄入而进行高血压防治的膳食模式。该膳食模式的营养特点是高钾、高镁、高钙、高蛋白及高膳食纤维。

DASH 膳食最初是由美国于 1994 年所启动的一项大型高血压防治计划所发展起来的一种饮食模式，该计划发现饮食中如果能保证足够的蔬菜、水果低脂（或脱脂）奶，以维持足够的钾、镁、钙等矿物质的摄入，并尽量减少膳食中油脂（特别是富含饱和脂肪酸的动物性油脂）的摄入，可有效降低血压。DASH 膳食是突出全面健康而非某一种营养素或单一食物对血压的影响的膳食模式。它将食物分为 8 类，分别是谷类及其制品、蔬菜、水果、低脂或脱脂奶制品、畜禽鱼类、大豆坚果类、油脂、甜食和添加糖。膳食中富含钙、镁、钾和膳食纤维，其中，前 5 类食物含量丰富，后 3 类食物含量低于美国典型饮食。此外，DASH 膳食还适量增加蛋白质，减少饱和脂肪酸、总脂肪酸和胆固醇。

目前，常以 DASH 膳食作为预防及控制高血压的膳食模式，在许多国家的高血压防治指南中，也将 DASH 膳食作为预防和控制高血压的一个重要生活方式干预措施。从营养学来说，DASH 膳食富含全谷物、蔬菜和水果，植物化学物质摄入也较多，具有低脂肪、低胆固醇、低钠、高钾、高镁、高钙及高膳食纤维的特点。研究发现，DASH 模式不仅可以降低血压，还可以降低心血管疾病、癌症、胰岛素抵抗和血脂异常的发生风险。

各种饮食模式对体重控制的效果比较见附录表 16。

第十章 糖尿病常见治疗方法

糖尿病常见的治疗方法主要分为西医治疗和中医治疗。在西医的治疗方法上，目前全世界公认的治疗糖尿病的方法是1996年国际糖尿病联盟（IDF）提出的五个基本要点：糖尿病教育、饮食控制、运动疗法、血糖监测和药物治疗（俗称“五驾马车”）。如今，“五驾马车”中的“饮食控制”，已经改为“营养治疗”。但由于医疗资源的缺乏，临床上能做到的也就药物治疗。其他方面的内容在本书下个章节会提及，本章主要讲西药和中医治疗方法。

第一节 西药治疗方法

一、 降糖药

目前，口服降糖药的种类繁多，但是，常用的口服降糖药物无外乎以下五大种类：①磺脲类；②双胍类；③α-葡萄糖苷酶抑制剂（AGI）；④胰岛素增敏剂；⑤非磺脲类促胰岛素分泌物。

二甲双胍、磺脲类药物和噻唑烷二酮类药物是目前世界范围内应用最广的口服降糖药，单独使用可以降低糖化血红蛋白水平1% ～1.5%，在2型糖尿病的初始治疗中占有极其重要的地位。

1. 磺脲类药物

磺脲类药物是胰岛素促分泌剂，其主要药理作用是刺激胰岛β细胞分泌胰岛素，增加体内的胰岛素水平，降低血糖。临床试验表明，磺脲类降糖药能使糖化血红蛋白（HbA1c）降低1% ～2%，目前许多国家和国际组织制定的糖尿病指南中推荐控制2型糖尿病的朋友和高血糖的患者将其作为主要药物使用。磺脲类药物种类较多，有一、二、三代之分，第一代为氯磺丙脲；第二代为格列本脲、格列吡嗪、格列齐特、格列喹酮；第三代为格列美脲。现后两代的药物用得较多，而第一代的基本停用，主要是第一代容易出现低血糖。

注意事项：磺脲类药物如果使用不当可以导致低血糖，特别是老年患者和肝、肾功能不全者；磺脲类药物还可以导致体重增加。为了提高患者服药的依从性，药物做成缓释片或控释片，每天仅需服用一次，大大减少了服药次数，方便了患者。

2. 双胍类药物

双胍类药物有二甲双胍和苯乙双胍，目前临床上使用的主要是二甲双胍。苯乙双胍基本被淘汰，可能在一些边远地区还在使用。二甲双胍有不同的剂型，有普通的、缓释的、肠溶的，等等。双胍类药物主要药理作用是通过减少肝脏葡萄糖的输出和改善外周胰岛素抵抗而降低血糖。许多国家和国际组织制定的糖尿病指南中推荐二甲双胍作为2型糖尿病的一线用药和联合用药中的基础用药。临床试验显示，二甲双胍可以使糖化血红蛋白（HbA1c）下降1% ～2%，并可使体重下降。单独使用二甲双胍类药物不容易导致低血糖，但二甲双胍与胰岛素或促胰岛素分泌剂联合使用时可增加低血糖发生的危险性。

常见副作用：胃肠道反应，如恶心、呕吐、腹痛等。双胍类药物罕见的严重副作用是诱发乳酸酸中毒，多见于苯乙双胍，盐酸二甲双胍少见。双胍类药物禁用于肾功能不全、肝功能不全、严重感染、缺氧或接受大手术的患者。

注意事项：该药可以餐前、餐中、餐后服用，为减少药物副作用，多于餐后服。从小剂量开始，有助于缓解胃肠道反应。

3. 格列奈类药物

此类降糖药为非磺脲类的胰岛素促泌剂，主要通过刺激胰岛素的早期分泌而降低餐后血糖，具有吸收快、起效快和作用时间短以及“快进快出”的药代动力学特点，对降低餐后血糖具有独特优势，并且不容易出现低血糖。主要药物有瑞格列奈和那格列奈。

常见副作用：可有低血糖和体重增加，但与磺脲类药物相比，低血糖的发生频率和体重增加的程度均比较轻。

4. 胰岛素分泌剂

胰岛素分泌剂即噻唑烷二酮类药物，主要通过增强胰岛素对骨骼肌、肝脏和脂肪组织的作用，改善胰岛素抵抗状态，纠正糖及脂质代谢异常，增加靶细胞对胰岛素作用的敏感性而降低血糖。其对胰岛素分泌没有影响，因此要求患者体内必须有胰岛素存在，单独使用不容易出现低血糖，但与胰岛素或促胰岛素分泌剂联合使用时可增加发生低血糖风险。目前主要使用的有两种：罗格列酮和吡格列酮。

常见副作用：体液潴留、诱发或加重心力衰竭、具有肝毒性、肥胖和增加骨折风险（尤其髂骨和腕骨）。因此在有心衰、有活动性肝病或转氨酶增高超过正常上限 2.5 倍的患者，以及有严重骨质疏松和骨折病史的患者应禁用本类药物。

5. α-葡萄糖苷酶抑制剂

目前常用的药物有阿卡波糖和伏格列波糖。α-葡萄糖苷酶抑制剂通过抑制碳水化合物在小肠上部的吸收而降低餐后血糖，而不抑制蛋白质和脂肪的吸收，一般不引起营养吸收障碍，几乎没有对肝肾的副作用和蓄积作用，因而适用于以碳水化合物为主要食物成分和餐后血糖升高的患者。α-葡萄糖苷酶抑制剂不增加体重，并且有使体重下降的趋势，单独服用本类药物通常不会发生低血糖；可与磺脲类、双胍类、噻唑烷二酮类或胰岛素合用。如与磺脲类、胰岛素等药合用出现低血糖时，治疗时需使用葡萄糖或蜂蜜纠正低血糖，而食用蔗糖或淀粉类食物纠正低血糖的效果差。

常见副作用：胃肠道反应，肠鸣、腹胀、恶心、呕吐、食欲减退，偶有腹泻，一般两周后可缓解。服药时从小剂量开始，逐渐加量是减少不良反应的有效方法。

二、 胰岛素

胰岛素治疗是控制高血糖的重要手段。2 型糖尿病患者虽不需要胰岛素来维持生命，但当口服药物效果不佳或存在口服药食用禁忌时，仍需要使用胰岛素，以控制高血糖，并减少糖尿病并发症的发生危险。在某些时候，甚至是必需的控制血糖措施。

根据来源和化学结构的不同，胰岛素可分为动物胰岛素、人胰岛素和胰岛素类似物。根据作用特点的差异，胰岛素又可分为超短效胰岛素类似物、常规（短效）胰岛素、中效胰岛素

(NPH)、长效胰岛素、长效胰岛素类似物、预混胰岛素和预混胰岛素类似物。胰岛素类似物与人胰岛素控制血糖的效能相似，但在减少低血糖发生风险方面胰岛素类似物优于人胰岛素。

第二节　中医药治疗方法

中医治疗糖尿病都会讲究病因病机，辨证下药，而且治疗的方法丰富，以中药内服为主，针灸、按摩、外治等治疗方法为辅，如熏蒸外洗治疗糖尿病足等。本节主要讲糖尿病的病机病症及辨证分型来剖析糖尿病的中医药治疗方法。

一、病因与病机

糖尿病属于中医学消渴病范畴，是一种常见的内分泌代谢性疾病，其特征为高血糖、糖尿、葡萄糖耐量减少及胰岛素释放试验异常，临床早期无症状，至症状期才有多食、多饮、多尿、烦渴、善饥、消瘦或肥胖、疲乏无力等，久病多伴发心脑血管、肾、眼及神经等病变。

综观各家学说，本病病因不外乎外感六淫、过食肥甘、七情致病、房事不节及先天禀赋不足几个因素。对糖尿病病机的传统认识以阴虚为本、燥热为标，之后有气阴两虚论、血瘀论等，近10年来又出现了许多新观点如气虚论、脾胃论、肾虚论、肝郁论、痰湿论、毒邪论等，但气阴两虚兼瘀论在本病的病机认识方面占有主导地位。

二、 辨证分型

古人根据三消症状的主次，将消渴病分为上、中、下三消。由于本病是多系统、多脏腑功能损伤的综合征，临床表现错综复杂，因此根据糖尿病的病机特点和临床表现，采用病因辨证、气血津液辨证、阴阳辨证、脏腑辨证等方法对糖尿病进行动态综合辨证分型。国家卫计委在《中药新药治疗消渴病（糖尿病）临床研究指导原则（1993）》中，将消渴病辨证分为 4 种证型：阴虚热虚证、气阴两虚证、阴阳两虚证、血瘀气滞证。

根据中医基本理论和中医体质学说，糖尿病体质辨识一般分为以下四类：

1. 平和类

这种类型无明显不适。

2. 阴虚类

口干口渴，夜间为甚；手足心热，睡眠差；多食易饥，体形消瘦，小便多，大便干燥；舌红少苔，脉细数。

3. 痰湿类

脘腹胀满，口中常有粘腻或甜腻感。体形肥胖，腹部肥满松软，纳呆便溏。舌质淡、有齿痕，苔白腻或厚腻，脉濡缓。

4. 气郁类

食欲不振，情绪低落，嗳气，睡眠较差。舌淡红，苔薄白或腻，脉弦。

不同的体质，饮食方案和调理方案有所不同，根据体质进行调理有利于控制血糖，平衡气血脏腑。

按照中医传统的证治分类方法还有按上消、中消、下消三种分法。

1. 上消：肺热津伤证

主要临床表现：口渴多饮，口舌干燥，尿频量多，烦热多汗，舌边尖红，苔薄黄，脉洪数。

证机概要：肺脏燥热，津液失布。

治法：清热润肺，生津止渴。

代表方：消渴方加减。

常用药物：天花粉、葛根、麦冬、生地、藕汁、黄连、黄芩、知母。

针法调节血糖常用处方：肺俞、脾俞、胰俞、尺泽、曲池、廉泉、承浆、足三里、三阴交；配穴，烦渴、口干加金律、玉液。

2. 中消

①胃热炽盛证。主要临床表现：多食易饥，口渴，尿多，形体消瘦，大便干燥，苔黄，脉滑实有力。

证机概要：胃火内炽，胃热消谷，伤耗津液。

治法：清胃泻火，养阴增液。

代表方：玉女煎或白虎加人参汤。

常用药物：生石膏、知母、黄连、栀子、玄参、生地黄、麦冬、人参、川牛膝、甘草、粳米等。

针法调节血糖常用处方：脾俞、胃俞、胰俞、足三里、三阴交、内庭、中脘、阳陵泉、曲池、合谷；配穴，大便秘结加天枢、支沟。

②气阴亏虚证。主要临床表现：精神不振，四肢乏力，口

渴饮引，能食与便溏并见，或饮食减少，舌质淡，苔白而干，脉弱。

证机概要：中气不足，脾失健运。

治法：益气健脾，生津止渴。

代表方：七味白术散。

常用药物：黄芪、党参、白术、茯苓、淮山药、甘草、木香、藿香、葛根、天冬、麦冬等。

3. 下消

①肾阴亏虚证。主要临床表现：尿频量多，混浊如脂膏，或尿甜，头晕耳鸣，口干舌燥，腰膝酸软，乏力，皮肤干燥，瘙痒，舌红苔少，脉细数。

证机概要：肾阴亏虚，肾失固摄。

治法：滋阴固肾。

代表方：六味地黄丸。

常用药物：熟地黄、山茱萸、枸杞子、五味子、淮山药、茯苓、泽泻、丹皮等。

针法调节血糖常用处方：肾俞、关元、三阴交、太溪；配穴：视物模糊加太冲、光明。阴阳两虚处方：气海、关元、肾俞、命门、三阴交、太溪、复溜。

②阴阳两虚证。主要临床表现：小便频数，混浊如膏，甚至饮一溲一，面容憔悴，耳轮干枯，神疲乏力，腰膝酸软，四肢欠温，畏寒肢冷，脘腹胀满，纳食不香，阳痿或月经不调，舌苔淡白而干，脉沉细无力。

证机概要：阴损及阳，肾阳衰微，肾失固摄。

治法：滋阴温阳，补肾固涩。

代表方：金匮肾气丸。

常用药物：熟地黄、山茱萸、枸杞子、茯苓、淮山药、附子、肉桂、金樱子等。

针法调节血糖常用处方：气海、关元、肾俞、命门、三阴交、太溪、复溜。

常见的糖尿病治疗中成药（在医生指导下服用）见附录表 17。

第十一章 六方系统逆糖法

目前现代医学认为糖尿病是终身疾病，不能根治，但是通过综合的治疗可以将血糖控制在正常的范围，延缓并发症的发生。上一章节提到的“五驾马车”，这五个方面同时做好了，血糖是完全可以控制好的，糖尿病也是可以逆转的！中国的糖尿病专家从1986—2009年连续23年的大庆糖尿病研究结果证明，糖尿病是可以通过生活方式干预预防和治疗的。这是一项轰动全世界的科学实验结果，如果提及中国学者在糖尿病防治领域的重要贡献，大庆糖尿病预防研究必定是浓墨重彩的一笔，同时也为全球糖尿病预防树立起了一座里程碑。大庆糖尿病研究对我们防治糖尿病有很大的指导意义！

但是在很多糖友的认知里，就只认吃药打针这匹马，以为光靠吃药打针就可以解决血糖高的问题，就可以不得并发症，不重视也不会做营养干预，更没有专业技术人员教会饮食调控，不会合理地运动，血糖监测不正规，没有学习和掌握糖尿病的相关知识，自然也就不会自我管理。因此即使吃药或者打胰岛素了，血糖还是没控制好，据研究统计，我国目前正在治疗的糖友中，血糖总的控制率只有20.87%，换句话说，80%的正在吃药打针治疗的糖友血糖没有控制达标！一方面花钱吃药或打针，承受着药物的副作用和痛苦，另一方面降糖控糖的目标没有达到，并发症默默地在发展，这是多大的冤枉啊！

现在中国的糖友血糖能够控制在理想范围的只有一成多。中国仅有1%的糖友在进行自我血糖监测。大部分的患者以为打针吃药就可以解决血糖问题，结果是75%的糖友最终死于心脑血管疾病并发症！其中还不包括那些肾衰竭、失明和截肢的患者。

要全面、科学准确地落实“五驾马车”治疗糖尿病，还需要有医师（包括普通医师和专科医师）、中医师、护士、营养师、运动康复师、患者及其家属，必要时还可增加眼科、心血管、肾病、足病、心理医师等的通力合作，指导患者具体实施，才能达到控糖、降糖、预防并发症的目的。

遗憾的是，目前大多数医院没有建立起这一套糖尿病防治系统，没有队伍，也没有时间和精力，没有配备足够的资源来落实“五驾马车”防治糖尿病。公共卫生系统对众多的糖友的关注和资源配置不能满足防治需要，于是“五驾马车”防治糖尿病并没有真正在患者身上得到落实，也就没有了糖友想要的血糖控制、避免并发症的结果了。

糖友的院外调理是落实“五驾马车”的主要战场，广东糖胖研究院的内分泌临床专家、中医学专家、医学营养专家和健康管理专家，经过近10年的理论研究、临床实践总结和归纳提炼，提出“六方系统逆糖法”，它是系统解决糖友院外居家自我控糖、逆糖康复调理的方法，并已有大量的成功案例。这些糖友、肥胖患者已经逆转高血糖及肥胖症，摆脱了对降糖药物或注射胰岛素的依赖。

“六方系统逆糖法”可科学调理糖尿病。该系统方法通过“心理疏导、营养干预、运动调理、代谢纠正、健康监测、康护指导”这六个维度进行院外综合健康管理。该方法的多年实践运用，已成功帮助全国各地数以千计的糖友实现了“可逆转、可停药”的目的，提升了患者的身心健康水平和生命质量。在糖尿病治疗这个领域获得了患者和专家的共同认可。这是一个创新的突破！我们将其向广大的糖友推荐，希望它能造福于广大的糖友，让糖友重新获得健康，享受美好生活！

第一节 心理疏导

糖尿病与心理和情绪关系密切，糖尿病属于身心性疾病，心理因素对其发生、发展、治疗效果、疾病预后都有重要的作用，长期不良情绪作用可能导致糖尿病发生。为什么糖尿病患者容易产生抑郁症？主要原因有三：①糖尿病是一种长期慢性疾病，目前尚无彻底治愈的方法，患者必须时刻注意饮食管理，经常监测血糖，医生要求患者终身服药或注射胰岛素，这些都极大地降低了患者的生活质量，也给患者带来很大的心理压力。②如果血糖控制不佳，患者在 5 ～ 10 年内可能出现并发症，这时刻威胁着患者，必然使人产生恐惧、悲观和焦虑的情绪。③长期治疗产生大量的医疗费用，给患者及家庭带来沉重的经济负担和心理负担。

糖尿病合并抑郁症危害很大，因为抑郁症与糖尿病可以相互作用、互为因果，形成恶性循环。糖尿病给患者造成生活上的不便以及肉体上和精神上的痛苦，加之糖尿病所致的各种并发症，使患者背负沉重的精神压力。这种负面的情绪不仅会影响患者治疗的依从性，还可以引起神经内分泌的紊乱，抑制胰岛素的分泌，并使交感神经兴奋、儿茶酚胺分泌增加，导致血糖升高，并加速并发症的发生。反过来，血糖控制不好，病情加重，又会使患者更加悲观失望，加重患者抑郁程度。

患者确诊糖尿病以后，不同类型、不同病情阶段的糖友都有不同的心理反应。患者可能会感到失望、无依无靠、无所适从从而产生悲哀、忧愁、苦闷情绪，对生活和未来失去信心，应对外界挑战和适应生活的能力下降，甚至导致自杀行为。自杀意念的发生与抑郁严重程度和治疗依从性差相关，不良的情绪和对糖尿病的糖代谢控制不力又会对患者产生消极的影响。因此综合心理社会干预也是糖尿病重要治疗手段之一。

糖尿病的发生与应激性生活事件有一定关系。急性应激可使正常人在饱餐后血糖反应峰值延迟，心理应激后糖友和正常人均可出现短暂性血糖增高。心理应激可以使正常人显示糖尿病的某些症状，如血糖升高、尿中糖和酮体含量增多。与糖尿病患者不同的是，正常人在消除应激后很快恢复正常。大量的临床研究资料表明，生活事件与糖尿病的代谢控制也密切相关，一些糖友在饮食和治疗药物不变的情况下，由于生活事件的突然袭击，病情在一夜之间迅速加剧，甚至出现严重的并发症。

研究证实，稳定的情绪有助于病情缓解，而忧郁、紧张和悲愤等常常导致病情加剧或恶化。糖友心理反应的性质、强度和持续时间取决于许多因素，包括病情的严重程度、既往的健康状况、生活经历、社会支持、对疾病的认识和对预后的评估以及应对能力和性格等。每一位糖友都应该接受心理方面的咨询解疑。

WHO 糖尿病专家委员会报告称：人体承受的社会和心理压力，精神的紧张、情绪的激动及各种应激状态会引起升高血糖激素的大量分泌，进而促使胰岛素分泌和葡萄糖代谢，从而产生葡萄糖耐量异常。所以不论是从预防的角度还是从控制血糖的角度来看，糖友的心理调整都是很有必要的，有一些糖友就是因为家庭或者工作生活中突发重要变故而引发的，有些人是因为长期的各种压力导致内分泌特别是升糖激素分泌紊乱引起的。"溯源求因"全面了解患者的情况，对于帮助糖友扭转病情，避免情绪和心理因素再次伤害是很重要的，有利于糖友控制血糖波动。而要解开这些心理的困惑及其对血糖的影响是需要专业的心理医师帮助的。

临床上经常发现糖友有这样那样的心理问题，比如有的糖友被诊断为糖尿病以后满不在乎，不当回事，听之任之，不管不顾，直到病情急速发展酿出大祸；有的糖友诊断以后心里特别紧张、心情焦虑，寻方问药，无所适从，花大钱买一些胡吹海编的"保健药物"，花了冤枉钱，结果病情没有改善反而加重；有些糖友诊断糖尿病以后认为自己患上了"不治之症"，情绪十分低落，悲观失望，对生活丧失信心等。以上不管是哪一种心态都是不可取的，糖友需要正确地对待现状。对糖尿病的调理康复，既要有信心，又要理智地找到科学而有效的方法，糖尿病虽然还不能根治，但是只要方法正确，血糖可以控制，药物可以停止，并发症可以避免。

糖友要接受系统的相关糖尿病知识教育，认知糖尿病和掌握糖尿病的基本知识，掌握的知识越多就越有信心和方法控制血糖，预防并发症，全面康复。调理糖尿病需要依靠医生、营养师和健康管理师，更要依靠患者本人。对于大多数疾病的治疗来说，患者都是很依赖医生，由医生主导治疗，可是治疗糖尿病不是这样的！控制糖尿病的主动权掌握在患者手里。因为 2

型糖尿病属于一种生活方式病，控制血糖和扭转病情也要从改善生活方式开始，而如何管住嘴、如何迈开腿，能否执行医生给出的药物、营养师制定的食谱和饮食方法、运动管理师给出的运动处方等，取决于患者自己。所以患者自己要积极行动起来，配合医师、营养师、护士、健康管理师、心理医师等进行综合调理。

知己知彼，百战不殆。在战胜敌人之前要先了解敌人，这一法则同样适用于糖尿病调理。如果不了解糖尿病的相关知识，就难免会担忧、焦虑、信心不足，就不可能全面执行综合调理方案，影响病情的控制。所以糖友一定要学习有关的糖尿病防治常识，以减轻紧张、焦虑与担忧，树立与疾病做斗争的信心。现代的互联网工具提供给糖友的学习方式是多样的和全面的，有线下的传统健康专题讲座、医师面对面咨询（西医中医），也有通过公众号文章学习、微信解答问题、文字性质的糖尿病知识手册、手机端的 APP 输送教育内容、微信群里在营养师指导下的饮食干预和实际操作、在运动管理师指导下的运动方法等。在网络时代，糖尿病的健康教育已经变得非常的方便、灵活、直观、有效。

第二节　营养干预

医学营养治疗是糖尿病治疗的基础，是糖尿病自然病程中任何阶段的预防和控制都必不可少的措施。1994 年美国糖尿病学会（ADA）率先提出的医学营养治疗概念，得到了全球各个国家的采纳，并将医学营养治疗与药物治疗并列。2006 年 ADA

强调，糖友应接受营养医师指导下的个性化营养治疗，以达到理想的治疗目标。更值得关注的是，2013 年 ADA 的营养治疗推荐中提出，没有一种固定的饮食模式适合所有糖友，强调在循证基础上制订个体化的营养治疗方案。简单来讲，就是每个糖友的饮食营养方案都是不同的。2 型糖尿病及糖尿病前期患者均需要接受个体化医学营养治疗，在评估患者营养状况的前提下，由熟悉糖尿病治疗的营养（医）师或综合管理团队（包括糖尿病教育者）指导完成。

营养干预的流程包括对患者进行个体化营养评估、营养诊断、制订相应营养干预计划，设定合理的营养调理目标，调整总能量的摄入，合理、均衡分配各种营养素营养干预，以期达到患者的代谢控制目标，尽可能满足个体饮食喜好，并在一定时期内实施及监测。营养干预通过调整饮食总能量、饮食结构及餐次分配比例来控制血糖，有助于维持理想体重并预防营养不良发生，是糖尿病及其并发症的预防、调理、自我管理的重要组成部分。

六方系统逆糖法的营养干预方案由专业的资深医学营养专家把关，营养专家对糖友进行个体化营养评估、营养诊断后制订相应的营养干预计划，并在一定的时期内实施及监测；为每一位糖友制订个体化的专属营养方案，包括饮食方案，由营养师具体指导并教会患者实施在日常饮食中。方案以五维饮食为原则，分别是：能量维、营养维、体质维、季节维、药膳维，全方位均衡营养；以靶向营养作为支撑，提供修复胰岛 β 细胞的原材料，有针对性地改善并发症；以精准营养补充作为辅助，协同前两者进行辅助降血糖。具体方案内容包括：合理的能量需求、营养素的均衡（如蛋白质摄入量、微量元素和维生素的摄取和补充）、食物的选择（如主食选择和搭配、动物食品的选择和加工、豆奶食品、蔬菜水果菌类）、中医药膳及四季饮食、烹饪方法等。尤其是同时伴有肥胖症的糖友（我们称之为糖胖症），需要兼顾控糖和减肥降脂，没有营养专家的帮助是很难做到的。医学营养通过调整营养素结构，查漏补缺来维持营养素的均衡，有助于维持理想体重并预防营养不良发生，有利于控制血糖、纠正代谢、扭转并康复。

糖尿病的发病与饮食失调有关，五维饮食中的药膳维就是根据糖友的体质特征（比如阴虚体质、痰湿体质、脾虚证）制定针对性的饮食方案，即选择相应的食物和药食两用的药物，结合到膳食中安排饮食计划。对于糖友的食疗需做到谨和五味、合理搭配、饮食清淡和饮食规律。研究证明，合理的饮食在糖尿病的调理中可减轻胰岛负担，降低餐后高血糖，纠正已发生的代谢紊乱。

消渴患者常用的偏凉的药用食物有芹菜、苦瓜、西瓜、竹笋、泥鳅、甲鱼、田螺、河蚌、猪胰、蜗牛、菠菜、荠菜、绿豆、冬瓜等，偏温的药用食物有韭菜、洋葱、山药、大蒜、菱角、荔枝核、椰汁、魔芋、海参、蚕茧等。据研究，苦瓜有类似胰岛素的生物特性，味苦性寒，具有清热解毒、补益肝肾、除烦止渴的作用；南瓜味甘性平，有健脾止渴、补益中气等作用，富含多种微量元素，其中钴是胰腺细胞必需的微量元素。南瓜多糖以糖蛋白形式存在，含有丰富的氨基酸，可刺激胰岛素分泌产生降糖效果，且南瓜是高纤维食品，能明显延缓葡萄糖在肠道的吸收。

药膳是中医食疗的重要内容，根据糖友脏腑虚实，选择适当的药物、食物制成药膳服用，能起到很好的辅助治疗作用。

肺胃阴虚燥热型可选生石膏粥、生地黄粥、天花粉粥、菠菜银耳汤、猪胰玉米汤、五汁饮等；气阴两虚型可选怀山药粥、鹅肉粥、鸽肉山药玉竹汤、绿豆南瓜汤、炸笋片方等；肝肾阴虚可选山药萸肉粥、天门冬杞子粥、枸杞子炖肉、菠菜内金山药汤、黑豆桑葚汤等；阴阳两虚型可选桂黄粥、杜仲核桃炖猪腰等。药膳食疗是一个个性化的方案，因人因证而异。

第三节　运动调理

运动可以消耗葡萄糖，在运动状态下血中葡萄糖能很快进入到肌细胞中，使血糖降低。运动停止后，血中的葡萄糖还要源源不断地被吸收入肝细胞和肌细胞中，再合成肝糖原和肌糖原储存起来以补充运动中的葡萄糖消耗。长期有规律的运动，可以提高机体对胰岛素的敏感性，从根本上减轻胰岛素抵抗。2 型糖尿病患者胰岛素抵抗主要是因为刺激葡萄糖转运因子 4（GLUT4）以及决定其转运率的蛋白信息核糖核酸（GLUT4mRNA）减少。运动可使肌肉内的 GLUT4 和 GLUT4mRNA 的含量增加，从而改善胰岛素敏感性和糖代谢。

2 型糖尿病患者大多数超重或肥胖，往往有胰岛素抵抗和高胰岛素血症。肥胖人血浆胰岛素水平偏高，而胰岛素受体的数量减少，与胰岛素的亲和力降低。运动可以使体重减轻，胰岛素受体数目上升，使胰岛素与受体结合率升高，而且与受体结合后的代谢反应增加，因而提高了胰岛素的敏感性，降低了胰岛素抵抗，改善糖代谢。

运动对于脂肪代谢也有很重要的影响，安静时，能量消耗减少，过剩的糖在体内转化为脂肪而堆积起来，从而导致肥胖，肥胖可以看作是运动不足的结果。肥胖者一般都伴有高脂血症之类的脂肪代谢异常。脂代谢异常与糖代谢异常关系相关联，与动脉硬化和心脑血管重大疾病因果相关，所以通过运动预防肥胖症及维持正常的体重具有重大意义。

运动可以使肌肉更多地消耗脂肪酸，改善高脂血症，降低血清甘油三酯、胆固醇、极低密度脂蛋白和低密度脂蛋白胆固醇等这些容易引起动脉硬化和心脑血管疾病的成分，同时又能使具有保护作用的高密度脂蛋白胆固醇升高。因此运动可以预防糖友的心脑血管并发症的发生发展。

中等强度的运动，由于能量消耗增加，脂肪酸的利用增加，使脂肪氧化增加 10 倍，在脂肪酸利用加大的同时，脂肪分解也迅速增加，非酯化脂肪酸再酯化转变成甘油三酯减少，因此甘油三酯下降。运动提高了卵磷脂——胆固醇酰基酸的活性，促使胆固醇转化为胆固醇酯，而胆固醇酯容易和载脂蛋白结合而被转运，加速清除和排泄，减少胆固醇在动脉内膜的沉积。

运动调理在 2 型糖尿病患者的综合管理中占重要地位。1990 年代美国糖尿病协会（ADA）的研究得出结论：运动疗法对于 2 型糖尿病的益处十分明显。运动疗法在医生、运动教练的指导下长期坚持，能够扭转糖尿病、代谢综合征，降低高危人群糖尿病的发生率，能降低血糖、改善肥胖体重和胰岛素抵抗，减少心血管危险因素，调节机体功能，提高生活质量，且对糖尿病高危人群一级预防效果显著。流行病学研究结果显示，规律运动 8 周以上，2 型糖尿病患者 HbA1c 可降低 0.66%，坚持规律运动 12 ～ 14 年的糖友的死亡率显著降低。科学的运动干预需要在专业的运动指导师（教练）根据个人的身体情况和具体条件制定出个性化的运动处方，循序渐进地进行和调整。不论是有氧运动还是无氧运动，运动方案的设计，都必须是个性化的，运动中必须预防低血糖和防治运动诱发酮症等比较严重的运动并发症。运动处方是一种更具有目的性和更强针对性的运动计划。根据医学检查资料（包括运动试验及体力测验），对从事体育锻炼者或患者，按健康、体力以及心血管功能状况，结合生活环境条件和运动爱好等个体特点，用处方的形式规定适当的运动种类、时间及频率，同时指出运动中的注意事项，以便有计划地经常性锻炼，达到健身或治病的目的。

1. 运动种类

运动包括以下三种类型：

①有氧运动耐力性运动项目，如步行、慢跑、游泳、自行车、滑冰、跳绳、上下楼梯、室内功率自行车、步行车和活动跑台等。

②伸展运动及健身操，如广播体操、太极拳、健身迪斯科、跳舞等。

③力量性锻炼，采取中等强度、足以发展和维持去脂体重的力量训练，是身体素质训练计划的一个组成部分。如上肢哑铃锻炼、下肢动感单车锻炼等。

2. 运动强度

确定运动强度的简易方法可以通过心率来计算。

运动适宜心率 =180（或 170） – 年龄

60 岁以上或体质较弱的中老年人用 170 减年龄，身体健康者用 180 减年龄。

心率 160 次/分钟的锻炼强度大约是 80%；

心率 140 次/分钟的锻炼强度大约是 70%；

心率 120 次/分钟的锻炼强度大约是 60%；

心率 110 次/分钟的锻炼强度大约是 50%。

国内外科研成果表明，最适宜的锻炼强度在 65% ～75%，即心率在 130 ～150 次/分钟。有学者认为，运动心率在 110 次/分钟以下时，机体的血压、血液、尿和心电图等指标均无明显变化，健身价值不大；心率为 140 次/分钟时，每搏心血输出量接近并达到最佳状态，健身效果明显；心率为 150 次/分钟时，心脏每搏心血输出量最大，健身效果最好；心率在 160 ～170 次/分钟时，虽无不良的异常反应，但也未出现更好的健身效果；心率达到 180 次/分钟时，体内免疫蛋白减少，易感染疾病，并易产生疲劳或运动损伤。

3. 运动时间

运动时间根据运动强度、运动项目、运动目的、年龄及身体条件等而不同。

从运动生理学角度来说，5 分钟是全身耐力运动所需的最短时间，60 分钟对于坚持正常工作的人而言是最大限度的运动时间。研究认为，心率达到 150 次/分钟以上时，持续 5 分钟即可收到锻炼效果；如果心率在 150 次/分钟以下，则需要 5 分钟以上才会有效果。

4. 锻炼频率

研究表明，一周运动 1 次时，肌肉痛和疲劳每次都会发生，运动后 1 ～3 天，身体不适且易发生伤害事故；一周运动 2 次，疼痛和疲劳减轻，效果会一点一点地蓄积，但不显著；一周运动 3 次，且基本上是隔日运动，效果良好也不产生疲劳感；如果增加频率为每周 4 次或 5 次，效果也相应提高。

糖友运动时应遵循以下原则：

（1）应该在专业人士的指导下进行。运动前应做必要的评估，特别是心肺功能和运动功能（例如运动负荷测试）。

（2）空腹血糖 > 16.7 mmol/L，反复低血糖或血糖波动较大，有糖尿病酮症酸中毒等急性代谢并发症，合并急性感染、增殖性视网膜病、严重肾病、严重心脑血管疾病（不稳定型心绞痛，严重心律失常，一次性脑缺血发作）等情况禁忌运动，病情稳定后方可逐步恢复运动。

（3）成年糖友每周至少 150 分钟（如每周运动五天，每次 30 分钟）中等强度（50% ～ 70% 最大心率，运动时有点用力，心跳和呼吸加快，但不急促）的有氧运动，研究发现，即使一次进行短时的体育运动（10 分钟），一天累计 30 分钟，也是有益的。

（4）如果没有禁忌证，最好每周进行两次耐力运动，锻炼肌肉力量和耐力。训练耐力是轻度或中度的，结合耐力运动和有氧运动可以获得较大程度的代谢改善。

（5）运动项目要与糖友的年龄、病情及身体承受能力相适应，并定期评估，适时调整运动计划。

（6）写运动日记，有助于提高运动依从性。

（7）养成健康的生活习惯，培养活跃的生活方式，如增加日常身体活动，减少静坐的时间，将有益的体育运动融入日常生活中。

（8）运动前后要加强血糖检测，运动量大或者是激烈运动时，建议患者临时调整饮食及药物方案，以免发生低血糖。

第四节　代谢纠正

2 型糖尿病是一组由于胰岛素依赖性组织对胰岛素生物学效

应减弱以及胰岛β细胞缺陷而形成的以空腹以及餐后高血糖为主的代谢异常综合征。简单地说，就是由于糖代谢紊乱而带来的一系列临床反应。发展到一定阶段，往往容易发生更严重的代谢紊乱，由糖代谢连带到脂肪代谢、蛋白质代谢、电解质代谢、营养素和水代谢等全身代谢紊乱，甚至会突发急性酮症酸中毒。因此，糖友既要控糖、降压、调脂、减肥，又要防治心脑血管疾病，预防并发症发生及恶化；不单单要对症处理，更需要进行代谢纠正。通过代谢纠正，修复胰岛功能，才能真正地调理好糖尿病。

代谢纠正需要全方位进行，需要八师（八师指内分泌医师、中医师、营养师、心理咨询师、运动指导师、护师、药剂师、健康管理师）共管的通力合作，全面调理各脏器功能，协调脏腑之间的协作，维持代谢平衡，重建代谢控制，避免脏腑继续受损，恢复脏腑功能。

代谢纠正是六方系统逆糖法的核心，在代谢纠正的过程中，八师共管中的八师分别是：内分泌医师、中医师、营养师、心理咨询师、运动指导师、护师、药剂师和健康管理师。八师的职责如下：

1. 内分泌医师

①评估并发症的早期、中期、后期、晚期，并发症的严重程度及危险程度，预防突发事件的发生。

②评估胰岛损害的程度、胰岛功能及恢复程度，指导逆转调理的进行。

③全面指导降糖用药，评估减药停药的需求和条件风险，指导非降糖药物的合理使用。

④全程指导逆转过程中的医学技术。

2. 中医师

①辨证：上消（肺热津伤证）、中消（胃热炽盛证、气阴亏虚证）、下消（肾阴亏虚证、阴阳两虚证），指导中药治疗。

②辨体质，指导膳食食疗。

③调理代谢，纠正血糖自稳系统，逆转糖尿病。

3. 营养师

①对调理学员进行营养摄入评估、膳食营养评估、体重评估、糖尿病营养需求评估，制定个性化营养膳食方案和精准营养调理方案。

②采用现代营养学技术，根据逆转血糖、修复胰岛的需要，制定个性化的全面营养食谱，稳定血糖，让调理学员“既吃好，有营养，又血糖稳，调体重”。

③通过营养手段纠正代谢紊乱，修复胰岛，恢复胰岛功能，逆转糖尿病。

4. 心理咨询师

①分析调理学员的患病心理因素，进行心理评估，通过疏导安慰和启发，减轻调理学员的负面心理，调动积极因素包括家庭成员，提高调理学员的信心，保持积极心态。

②指导调理学员在逆转调理过程中通过音乐、禅坐、冥想、认知学习阅读、歌唱等方法，解除心理压力，改善睡眠，稳定血糖，逆转血糖。

5. 运动指导师

①分析调理学员的身体运动能力，评估心肺功能的水平、运动的适应证及禁忌证，保证调理学员运动的安全性和有效逆糖效果，为调理学员制定逆糖运动处方。

②带领调理学员进行个性化的降糖运动，结合调理学员的

身体条件和运动习惯、能力，指导平时的逆糖运动锻炼。

③指导调理学员运动后的恢复和预防运动损伤。

6. 护师

①对调理学员进行医学技能的指导（血糖检测、血压测量、体重监测、尿酮分析等），血糖解读，血压、血脂及糖尿病并发症的正确认知。

②制定调理学员的医学护理方案，进行糖尿病医学知识健康教育，指导调理学员预防慢性并发症（感染、糖尿病足），预防突发事件的发生，以及指导突发事件发生时的应对方法。

7. 药剂师

①科学分析调理学员的用药情况，评估药物的正面和负面作用，配合医生（内分泌科专家）指导调理学员减药、停药。

②指导调理学员选择和正确使用非降糖类药及其注意事项，减少药物的副作用。

8. 健康管理师

①制定调理学员的逆糖实施方案，保证各专业的专家意见落实到调理学员的逆糖行动中，全程管理调理学员的逆糖进程，记录调理学员的各种健康监测数据。

②及时将调理学员的健康动态反馈给各专业专家并获得专家的指导意见，再落实到调理学员的逆糖行动中。

③每日从早晨 7 点至晚上 10 点，线上服务调理学员。

第五节　健康监测

很多糖友，特别是一些中年人，因为工作忙、压力大或者其他一些特殊原因，在糖尿病早期，还没有明显并发症的时候，很少重视血糖等一些项目的检测和监测，且没有很好的运动计划和饮食方案，再加上不按医嘱用药，从而导致病症出现，这时后悔已经晚了。

糖尿病的病情监测是非常重要的调理手段，经过大量的临床研究，糖友经常（有规律的）监测对控制病情发展极为必要而且大有帮助。监测指标至少包括体重、血糖、血压、血脂、血液黏稠度、尿常规等。

对于糖友来说，最基本的“四项达标”是血糖达标、血压达标、血脂达标、体重达标。在健康管理师、护士的指导下，居家自测血糖、血压、体重。定期到医院检查相关重要指标，如糖化血红蛋白、肝肾心眼的功能评估。根据监测结果调整调理方案，防止并发症的发生。

一、 血糖监测

1. 糖化血红蛋白（HbA1c）

HbA1c 是反映血糖控制水平的主要指标之一，也是临床治疗方案调整的重要依据之一。在治疗初期至少每三个月检查一次，达到治疗目标后可每三到六个月检查一次。患有血红蛋白异常性疾病的患者，HbA1c 的检测结果是不可靠的，可用血糖、糖化血清白蛋白或糖化血清蛋白来评价。一般情况下，HbA1c 的控制目标应小于 7%，但血糖控制目标应个体化。预期寿命较长、病程较短、没有并发症、未合并心血管疾病的 2 型糖尿病患者在不发生低血糖的情况下，应使 HbA1c 水平尽可能接近正常水平。对于老年人、有频发低血糖倾向、预期寿命较短以及合并心血管疾病和严重的急、慢性疾病的患者，血糖控制目标宜适当放宽，但应注意避免因过度放宽控制标准而出现急性高血糖症状或与其相关的并发症。在治疗调整中，可将 HbA1c≥7% 作为2型糖尿病启动临床治疗或需要调整治疗方案的重要判断标准。

2. 血糖

由于血糖仪的问世，使得自我血糖监测成为可能，并在某些地区较为普及。使用血糖仪监测血糖的特点是简便、快速、实用和用血量少等，此项检查既可用于探讨糖友的糖代谢紊乱状态，也可评价糖尿病的治疗效果及指导危重患者的血糖调控。

（1）血糖监测方法及其临床意义。

血糖监测的时间点根据病情需要可选择测定随机血糖（不受时间限制）、空腹血糖（空腹8小时以上）、餐后2小时血糖、餐前血糖、凌晨3时血糖。

常用的有四点法：即三餐前+睡前；五点法：空腹+三餐后2小时+睡前；也有建议采用七点法：三餐前+三餐后2小时+睡前，必要时尚需加测凌晨3时血糖，以防止夜间低血糖。

睡前血糖的监测对预防夜间低血糖很有价值。发现1次睡前低血糖，能预示未来三天内发生夜间低血糖症的风险增加（OR 2.37）。每天注射1～2次胰岛素的患者，若睡前血糖<6 mmol/L（110 mg/dL），则提示夜间发生生化性低血糖的可能性为80%，建议睡前少量加餐。

监测夜间3点的血糖，发现1次凌晨三点血糖≤4 mmol/L（72 mg/dL），预示未来3天内发生夜间低血糖的风险增加。

（2）血糖监测的频率。

应根据具体情况而定：初始治疗（尤其是应用胰岛素或长效磺脲类药物者）、血糖控制差或不稳定者应该每日监测；血糖控制好而稳定者可 1 ～ 2 周监测 1 天，血糖持续控制较好者可再进一步减少监测频率；病重、剧烈活动前后及同时患病时，如发热、腹泻或其他疾病及情绪波动时，应增加测定次数。而且当血糖大于 20 mmol/L（360 mg/dL）时，除监测血糖外，还应检查尿酮体；病情稳定者，可选择易发生高血糖或低血糖的时间点进行每周分段、分时测定 2 ～ 4 次血糖。

（3）血糖监测的注意事项。

使用血糖仪进行自我血糖监测时应注意：

①血糖仪要每年请专业人员校正 1 ～ 2 次，或经常用标准试纸条或质量控制溶液进行测试，当检测结果与 HbA1c 或病情不符时更有必要。

②对患者检测技术的培训，要求患者严格按仪器说明书进行操作，采血要求有一定的深度以保证血量充分，切忌用力挤压导致组织液外渗使微量血稀释，导致测定血糖值偏低。

③末梢血与静脉血糖对照时，时间要同步，应先测定末梢血后再抽静脉血，以免抽血时因疼痛刺激造成末梢血糖值应激性增高。

④测定末梢血糖前，首先要核对血糖仪显示的代码与试纸条代码一致及试纸条在有效期内，血糖仪的电量要充足。

⑤抽血前先用温水清洁双手并擦干，再将要取血的手指下垂 30 秒以便血液充分流到手指。

⑥用酒精消毒后，待酒精挥发干后再行采血。

⑦清洁血糖仪的血渍、灰尘、纤维、杂物等。

⑧测定 HbA1c，HbA1c 为 6% 时的平均血糖值在 7.0 mmol/L（126 mg/dL）左右，HbA1c 在 7% 时其平均血糖值可能在 8.6 mmol/L（155 mg/dL）左右，这样既可校正血糖仪测定的准确性，又可

以了解总体血糖控制的情况。

此外，使用血糖仪时，应注意血糖仪检测的数据与生化仪测定的静脉血糖数有一定差异，可能原因有：

①血糖仪测定的末梢血是动－静脉混合血的血糖，而生化仪测定的是静脉血浆或血清血糖。在空腹时两种血标本的血糖含量接近，而餐后或服糖后前者的血糖含量要高于后者 0.4 ～ 3.4 mmol/L（7.0 ～ 60 mg/dL），这是造成差异的一个原因。

②如未按要求正确使用血糖仪、采血操作不规范、消毒皮肤的酒精未干就采血、血量不充分、局部过度挤压等均可使测定数据偏低。

③试纸条受潮或失效。

④ 采取静脉血后等待送检时间过长，由于葡萄糖分解而造成生化仪测定的数据偏低。

自测的检测项目：空腹血糖（末梢血）、餐后血糖、血压（电子血压计）、体重（带 APP 的体脂秤最佳）。

医院检测的项目：空腹血糖（静脉血浆）、肝功能、肾功能、血脂四项、血尿酸、尿常规、糖化血红蛋白（HbA1c）、眼底检查等。

中国 2 型糖尿病防治指南（2013 年版）提出的糖尿病血糖控制目标见表 11－1：

表 11－1　糖尿病的血糖控制目标

检测指标	目标值
空腹血糖/(mmol/L)	4.4 ～ 7.0
非空腹血糖/(mmol/L)	≤10.0
HbA1c（%）	<7

二、血压

高血压是糖友极其常见的合并症，1 型糖尿病（T1DM）和 2 型糖尿病（T2DM）患者，高血压患病率不尽相同。T2DM 人群中高血压的患病率是非糖尿病患者群的 1.5～3 倍，其患病高峰比正常人群提早 10 年发生。据世界卫生组织（WHO）报道，在糖友中，高血压的患病率为 20%～40%；英国前瞻性糖尿病研究（UKPDS）显示，新诊断的 T2DM 患者高血压患病率为 38.1%；糖尿病高血压研究（HDS）发现，45 岁左右的糖友 40% 患有高血压，在 75 岁左右的糖友中这一比例上升至 60%；Freedman 报道的老年住院糖友的高血压患病率达到了 100%。国内新近报道，在 2 型糖尿病及其并发症预警干预的研究（CD-CPS）Ⅰ期研究中，年龄 50～75 岁新发 T2DM 患者合并高血压的患病率为 48.4%。

糖尿病患者的血压应控制在 130/80 mmHg 以下。2010 年中国高血压防治指南推荐：一般糖友降压目标是 <130/80 mmHg；老年或伴严重冠心病的糖尿病患者血压目标是 <140/90 mmHg。

血压测量时应注意：测量前需安静休息 5 分钟，在测量前 30 分钟内禁止吸烟和饮咖啡；排空膀胱；取坐位或平卧位，保持肘部、心脏、血压计在同一水平；将袖带紧贴缚在患者上臂，袖带下缘应在肘弯上 2.5 cm 处。

三、血脂

正常人高脂血症的发生率为 20%～40%，而研究表明，高达 50%～60% 的糖友伴有不同程度的脂代谢紊乱。糖尿病高脂血症还有血清游离脂肪酸亦升高，脂蛋白异常，尤其是高密度脂蛋白胆固醇减少等方面的表现。高密度脂蛋白胆固醇可减缓动脉硬化的危险，因此糖友的高密度脂蛋白胆固醇的变化应引起高度的重视。

糖尿病患者属于冠心病的高危人群，其血脂控制目标为：血清低密度脂蛋白（LDL－C）<2.59 mmol/L（100 mg/dL），总胆固醇（TC）<4.14 mmol/L（160 mg/dL）；糖尿病合并冠心病的患者属于极高危人群，其血脂控制目标值为：低密度脂蛋白（LDL－C）<2.07mmol/L（80 mg/dL），总胆固醇（TC）<3.11 mmol/L（120 mg/dL）。糖友的控制目标为甘油三酯（TG）<1.7 mmol/L（150 mg/dL），高密度脂蛋白（HDL－C）≥1.04 mmol/L（40 mg/dL）。

四、 体重与腰围

1. 体重

糖友应定期监测体重，选择清晨早餐前排空二便后进行测量，最好选择同一台体重计，以保证检测结果的可比性。成年人的标准体重计算方法是：标准体重（kg）＝身高（cm）－105。体重指数是目前最为常用的衡量肥胖的指标，其计算方法是：BMI＝体重（kg）/身高（m）^{2}，中国成人体重指数在20～24为宜，大于24为超重，大于28为肥胖。

2. 腰围

腰围是反映脂肪总量和脂肪分布的综合指标，WHO推荐的测量方法是：被测者站立，双脚分开25～30 cm，测量位置在水平位髂前上棘和第12肋下缘连线的中点（也就是差不多肚脐眼的位置），将测量尺紧贴软组织，但不要压迫，测量过程中避免吸气，保持测量尺各部分处于水平位置，测量值精确到0.1 cm。

WHO建议将男性腰围>94 cm，女性腰围>80 cm作为肥胖的标准。我国提出将男性≥85 cm和女性≥80 cm作为腹型肥胖的诊断分割点。腰围低于上述标准则不需要减肥，高于标准值可能会危害健康，BMI升高和向心性脂肪分布会导致腰围增大。

第六节　康护指导

康护指导包含健康管理和医学护理指导两方面，包括对血糖指标、血压、血脂、尿酮、体重等变化的解读分析指导，及时做出调理调整干预方案，指导患者落实到具体生活之中。糖尿病的医学护理指导内容广泛，指导糖友采用正确方法进行血糖检测，用药指导、严重并发症的预防护理指导等。解答患者调理过程中遇到的各种疑难问题，纠正对糖尿病的错误认识。

一、 糖友的康复调理及健康管理实施分类管理

（1）对于单纯的高血糖（或伴有肥胖）患者，在接受专业团队的规范化管理指导，经过医师、中医师、营养师、护士、运动指导师、健康管理师的身体健康评估和疾病评估，制定药物治疗方案（属于院内治疗）、中医中药及经络调理方案、饮食方案、营养支持方案、运动方案、心理咨询、血糖检测、作息起居等具体措施，所有的方案由健康管理师督促与协助患者完成，然后对结果进行反馈并修正，以血糖数据为第一指标，达

标后则逐步减药直至停药，其他指标作为第二指标使其达标。

（2）对于已经出现并发症和身体多种健康指标异常的糖友，经过广东糖胖健康研究院专家团队的全面病情评估，除院内治疗措施遵医嘱以外，院外以饮食营养为重点，以五维饮食原则（能量、营养、体质、季节、药膳）+靶向营养补充作为支撑，以精准营养补充作为辅助，配合科学的运动及合理的生活起居安排，密切监测重要的相关指标（血糖、血压、血脂、血黏度），针对病情特点调理和保护心、脑、肾、眼及大血管等重要器官，预防心脑血管急性事件的发生，预防足病，改善周围神经异常，改善代谢异常，重建代谢平衡，使患者病情平稳并向好的方向转化。

二、六方系统逆糖法实施分期及其特点

1. 启动期

第1～15天，饮食上实施低碳水化合物饮食，对于达到生酮的程度（监测尿酮，+至+++）的肥胖者，则实施生酮饮食。第1周属于适应及调整阶段，包括饮食、运动上经过选择对比。从第2周开始，运动项目、运动强度、运动时间及适应度基本固定。血糖稳定在目标值（正常值）。一般情况（心理、睡眠、时间安排）良好固定。

2. 平稳期

第15～90天，饮食上实施中低碳水化合物饮食，血糖下降平稳，体重向目标值平稳靠近、血压监测在正常范围。

3. 修复期

第30～90天，维系睡眠质量和运动的稳定规律。血糖平

稳，细胞修复，并发症改善。

4．逆转期

第 60 ～ 150 天，血糖平稳，血压、血脂、体重等指标维持在正常范围。

5．巩固期

第 150 天 ～ 2 年，生活饮食规律，维持体重。血糖、血压、血脂、体重正常，无须依赖药物。

第十二章
部分六方系统“逆糖”案例

【案例一】

邓某菊女士，56岁，诊断糖尿病两年，伴有严重失眠，常常只睡2个小时左右，精神状态很差，白天经常头晕。在2019年12月一次偶然的机会参与了六方系统逆糖法的调理，调理前，在服用2种降糖药和1种降脂药的情况下，体检报告显示空腹血糖16.72 mmol/L，糖化血红蛋白9.8%，总胆固醇6.5 mmol/L。在采用六方系统逆糖法调理5个月后，再次体检，上述各项指标都已经明显下降了，在不打针不吃药的情况下，空腹血糖5.7 mmol/L，糖化血红蛋白6.0%，总胆固醇5.97 mmol/L，各项指标均已达到正常范围内，而且困扰多年的睡眠也明显改善，每晚能睡6～7个小时，一觉睡到天亮。她说，很庆幸参与了六方系统逆糖法的调理，让她身体各方面都得到很好的改善，整个人感觉轻松很多。

【案例二】

胡某璇女士，35岁，是一位营养师，诊断糖尿病3年。因为糖尿病身材越来越胖，被人当成孕妇，精神状态非常差，整个人越来越自卑，工作也丢了，丈夫也与她离婚了。调理前每天要吃 2 种降糖药，但血糖情况依然不理想，空腹血糖基本在 9 ～10 mmol/L，餐后 2 小时血糖基本在 12 ～13 mmol/L，糖化血红蛋白 8. 3%，体重 67 kg。2019 年 11 月开始参与六方系统逆糖法，通过八师共管综合调理 4 个月后，在不打针不吃药的情况下，糖化血红蛋白下降到 5. 7%，空腹血糖维持在 5 ～6 mmol/L，餐后 2 小时血糖波动在 6. 2 ～7. 6 mmol/L，体重下降了 13 kg，身材匀称，自信又重新挂在她的脸上，更可喜可贺的是她已经找到了一份营养师的工作，全国出差，宣讲健康。她说我们帮助了她，她也要把健康带给更多的人。

【案例三】

李某芬女士，62 岁，诊断糖尿病 5 年。为了治疗糖尿病，她看了很多名医专家门诊，各种中西医都看过，但依然没有解决问题，空腹血糖依然在 7 ～9 mmol/L，餐后 2 小时血糖波动在 15. 2 ～17 mmol/L，总胆固醇 6. 6 mmol/L。2019 年 12 月通过朋友介绍参与了六方系统逆糖法，调理前，体检报告显示糖化血红蛋白 8. 5%，八师共管综合调理 6 个月后，在不打针不吃药的情况下，糖化血红蛋白下降到 5. 4%，空腹血糖维持在 6 ～7 mmol/L，餐后 2 小时血糖波动在 6. 5 ～7. 5 mmol/L，总胆固醇 3. 37 mmol/L。

【案例四】

曾某洪先生，49 岁，是一家公司的 CEO，诊断糖尿病 9 年，在服用三种降糖药的情况下，空腹血糖在 7 ～8 mmol/L，餐后 2 小时血糖波动在 9 ～10 mmol/L，糖化血红蛋白 6. 8%，总胆固醇 7. 6 mmol/L。2020 年 11 月参与了六方系统逆糖法，八师共管综合调理 6 个月后，体重从 79 kg 下降到 67 kg，在不打针不吃药情况下，空腹血糖维持在 4.2 ～5.5 mmol/L，餐后 2 小时血糖波动在 5.5 ～6.5 mmol/L，糖化血红蛋白下降到 5.7%，总胆固醇 5.37 mmol/L。

【案例五】

刘某文先生，53 岁，在职大学教授，诊断糖尿病 10 年，同时患有冠心病，心脏装了 3 个支架，高血压十多年。博学的刘先生曾自学过上百本糖尿病相关的书籍，但依然没能解决他糖尿病的问题。他在服用 2 种降糖药、1 种降压药、1 种降脂药并打针的情况下，空腹血糖在 11.8 ～13.0 mmol/L，餐后 2 小时血糖波动在 16.0 ～18.4 mmol/L，糖化血红蛋白 9.6%，血压 150/89 mmHg，甘油三酯 2.18 mmol/L。2020 年 5 月通过朋友介绍参与了六方系统逆糖法，八师共管综合调理 8 个月后，在不打针不吃药的情况下，空腹血糖在 4.2 ～5.3 mmol/L，餐后 2 小时血糖稳定在 5.9 ～6.2 mmol/L，糖化血红蛋白下降到 5.7%，血压 125/82 mmHg，甘油三酯 1.29 mmol/L。刘先生说，综合性的调理才能真正逆转糖尿病，还真不是单人作战就可以做到的。他感谢六方系统逆糖法的专家们！

【案例六】

陈某琼女士，53 岁，商场职员，诊断糖尿病 3 年，服用 1 种降糖药、2 种降压药，空腹血糖波动在 8.0 ～10.2 mmol/L，餐后 2 小时血糖波动在 8.4 ～12.3 mmol/L，糖化血红蛋白 6.8%，血压 141/83 mmHg。在 2021 年 2 月参与了六方系统逆糖法，八师共管综合调理 5 个月后，体重由 67kg 下降到 60kg，在不打针不吃药的情况下，空腹血糖稳定在5.1～6.6 mmol/L，餐后2小时血糖波动在5.3～7.1 mmol/L，糖化血红蛋白5.53%，血压119/68 mmHg。陈女士说，不用再吃药真的太幸福，血压血糖指标都这么“漂亮”，非常感谢专家老师们！

【案例七】

赖某玉女士，58岁，退休公务员，诊断糖尿病4年，在服用3种降糖药的情况下，空腹血糖在7～9 mmol/L，餐后2小时血糖波动在8.5～9 mmol/L，糖化血红蛋白6.4%。2020年8月经人介绍，赖女士参与了六方系统逆糖法，八师共管综合调理4个月后，在不打针不吃药的情况下，空腹血糖稳定在5.5～6.8 mmol/L，餐后2小时血糖稳定在5.5～7 mmol/L，糖化血红蛋白下降到5.2%。

【案例八】

马某彬先生，64岁，某企业董事长，诊断糖尿病2年，高血压12年，同时还有肝囊肿。他在服用4种降糖药、1种降压药的情况下，空腹血糖在7～8 mmol/L，餐后2小时血糖波动在8～9 mmol/L，糖化血红蛋白5.9%，血压在140/99 mmHg。马先生于2020年8月份参与了六方系统逆糖法，八师共管综合调理5个月后，体重从91 kg下降到84 kg，在不打针不吃药的情况下，空腹血糖稳定在4.0～5.6 mmol/L，餐后2小时血糖稳定在5.5～6.5 mmol/L，糖化血红蛋白下降到5.6%，血压106/79 mmHg。

【案例九】

杨某梦先生，49 岁，公职人员，诊断糖尿病 4 年，平常上班很忙，在打针加服用 1 种降糖药的情况下，空腹血糖在 7. 7 ～8. 5 mmol/L，餐后 2 小时血糖波动在 12. 3 ～15. 4 mmol/L，睡前血糖波动在 8. 9 ～10. 3 mmol/L，糖化血红蛋白 6. 6% ，甘油三酯 3. 53 mmol/L。杨先生于 2020 年 10 月参与了六方系统逆糖法，八师共管综合调理 7 个月后，体重由 73 kg 下降到 60 kg，在不打针不吃药的情况下，空腹血糖稳定在 5. 5 ～6. 5 mmol/L，餐后 2 小时血糖稳定在 6. 2 ～7. 0 mmol/L，睡前血糖稳定在 4. 9 ～6. 6 mmol/L，糖化血红蛋白下降到 5. 5% ，甘油三酯下降到 1. 70 mmol/L。

【案例十】

郑某会先生，50 岁，是一位司机，确诊糖尿病 2 年，在服用 1 种降糖药的情况下，空腹血糖在 7 ～8 mmol/L，餐后 2 小时血糖波动在 8 ～9 mmol/L，糖化血红蛋白 6. 1% ，血压 153/104 mmHg，血尿酸 544. 5μmol/L。郑先生于 2020 年 12 月份参与了六方系统逆糖法，八师共管综合调理 5 个月后，体重从 70 kg 下降到 60 kg，在不打针不吃药的情况下，空腹血糖稳定在 4. 2 ～5. 0 mmol/L，餐后 2 小时血糖稳定在 4. 5 ～5. 6 mmol/L，糖化血红蛋白下降到 5. 5% ，血压在 120/76 mmHg，血尿酸 354 μmol/L。郑先生说，自从确诊了糖尿病，一直很担心并发症，毕竟他是家里的顶梁柱，小孩还在读书，非常感谢六方系统逆糖法的专家老师们，让他逆转了糖尿病，远离了并发症。

【案例十一】

徐某兰女士，63岁，医院退休职工，确诊糖尿病3年，主动脉硬化，有轻度脂肪肝，以及20多年的高血压。她在服用2种降糖药、1种降压药的情况下，空腹血糖在8.1～10.2 mmol/L，餐后2小时血糖波动在10.6～13.7 mmol/L，睡前血糖波动在8.7～11.8 mmol/L，糖化血红蛋白8.8%，血压156/97 mmHg。徐女士于2020年9月份经朋友介绍参与了六方系统逆糖法，八师共管综合调理6个月后，在不打针不吃药的情况下，空腹血糖稳定在4.8～6.0 mmol/L，餐后2小时血糖稳定在6.0～7.0 mmol/L，睡前血糖稳定在4.4～6.5 mmol/L，糖化血红蛋白下降到5.4%，血压123/74 mmHg。

【案例十二】

李某雅女士，64岁，诊断糖尿病10年，并发糖尿病肾病，同时还有高血压3级和风湿性心脏病。她在打针和服用3种降糖药、3种降压药的情况下，空腹血糖波动在10.7～13.3 mmol/L，餐后2小时血糖波动在12.7～18.4 mmol/L，糖化血红蛋白8.2%，血压141/88 mmHg，尿蛋白+++。李女士于2020年8月参与了六方系统逆糖法，八师共管综合调理9个月后，在不打针不吃药的情况下，空腹血糖稳定在5.5～6.5 mmol/L，餐后2小时血糖稳定在6.2～7.0 mmol/L，糖化血红蛋白下降到5.5%，血压112/78 mmHg，尿蛋白+。

【案例十三】

邓某仪女士，57岁，诊断糖尿病6年，在服用1种降糖药、

1 种降脂药的情况下，空腹血糖波动在 8. 4 ～9. 1 mmol/L，餐后 2 小时血糖波动在 8. 9 ～10. 3 mmol/L，睡前血糖波动在 8. 0 ～10. 5 mmol/L，糖化血红蛋白 6. 9%，血尿酸 458 μmol/L。邓女士 2020 年 8 月份参与了六方系统逆糖法，八师共管综合调理 6 个月后，体重由 66. 8 kg 下降到 59 kg，在不打针不吃药的情况下，空腹血糖稳定在 5. 2 ～6. 8 mmol/L，餐后 2 小时血糖稳定在 5. 5 ～6. 9 mmol/L，睡前血糖稳定在 5. 4 ～6. 8 mmol/L，糖化血红蛋白下降到 5. 2%，血尿酸 350 μmol/L。

【案例十四】

罗某莲女士，61 岁，诊断糖尿病 9 年，在服用 5 种降糖药的情况下，空腹血糖波动在 13 ～17 mmol/L，餐后 2 小时血糖波动在 18 ～21 mmol/L，糖化血红蛋白 11. 1%，血压 145/87 mmHg。罗女士在 2020 年 4 月参与了六方系统逆糖法，八师共管综合调理 9 个月后，体重由 65. 1kg 下降到 56kg，在不打针不吃药的情况下，空腹血糖稳定在 4. 2 ～5. 5 mmol/L，餐后 2 小时血糖稳定在 5. 5 ～6. 5 mmol/L，糖化血红蛋白下降到 5. 7%，血压 108/70 mmHg。她说，进行六方系统逆糖法的调理之后，人轻松了，也精神了，彻底甩掉了“糖帽子”，就连多年的飞蚊症都没有了。

【案例十五】

谢某珍女士，56 岁，诊断糖尿病 9 年，同时还有冠心病、高血压。她在服用 2 种降糖药、1 种降脂药和 1 种降压药的情况下，空腹血糖波动在 11. 8 ～13. 0 mmol/L，餐后 2 小时血糖波动在 22.0 ～23.4 mmol/L，糖化血红蛋白 10.8%，血压 150/89 mmHg，甘油三酯 2.18 mmol/L。谢女士在 2020 年 5 月份参与了六方系统逆糖法，八师共管综合调理 7 个月后，体重由 67.4 kg 下降到 53 kg，在不打针不吃药的情况下，空腹血糖稳定在 4.2 ～5.3 mmol/L，餐后 2 小时血糖稳定在 5.9 ～6.2 mmol/L，糖化血红蛋白下降到 5.7%，血压 125/82 mmHg，甘油三酯 1.29 mmol/L。

【案例十六】

陈某利先生，66 岁，退休工程师，确诊糖尿病 10 年，在服用 3 种降糖药的情况下，空腹血糖波动在 6 ～7 mmol/L，餐后 2 小时血糖波动在 8 ～9 mmol/L，糖化血红蛋白 6.4%，陈先生在 2020 年 2 月份参与了六方系统逆糖法，八师共管综合调理 7 个月后，体重由 76 kg 下降到 69 kg，在不打针不吃药的情况下，空腹血糖稳定在 4.2 ～5.8 mmol/L，餐后 2 小时血糖稳定在 4.5 ～5.6 mmol/L，糖化血红蛋白下降到 5.5%。

【案例十七】

陈某穗女士，68 岁，确诊糖尿病 22 年，在服用 2 种降糖药的情况下，空腹血糖波动在 7 ～8 mmol/L，餐后 2 小时血糖波动在 8 ～9 mmol/L，糖化血红蛋白 6.5%，胆固醇 7.14 mmol/L。陈女士在 2020 年 12 月份偶然的机会参与了六方系统逆糖法，八师共管综合调理 6 个月后，在不打针不吃药的情况下，空腹血糖稳定在 4.6 ～5.8 mmol/L，餐后 2 小时血糖稳定在 5.3 ～6.5 mmol/L，糖化血红蛋白下降到 5.6%，胆固醇 5.2 mmol/L。陈女士海外退休后回国，她说不管是国外还是国内，医生都是根据她的体检报告帮她安排吃什么药，而六方系统逆糖法的专家团队，却在帮助她减药，并且减药后血糖还可以控制得这么好，真是太感谢了！

【案例十八】

周某军先生，59 岁，在职高管，确诊糖尿病 20 年，高血压 10 年。他在打针和服用 3 种降糖药、2 种降压药、1 种降脂药的情况下，空腹血糖波动在 10 ～11 mmol/L，餐后 2 小时血糖波动在 11 ～12 mmol/L，糖化血红蛋白 8.0%，血压 147/88 mmHg。周先生在 2020 年 7 月份参与了六方系统逆糖法，八师共管综合调理 9 个月后，在不打针不吃药的情况下，空腹血糖稳定在 5.0 ～6.2 mmol/L，餐后 2 小时血糖稳定在 6.5 ～7.3 mmol/L，糖化血红蛋白下降到 5.5%，血压 117/70 mmHg。

第十三章 糖尿病答疑解惑

1. 糖尿病是遗传病吗?

我们一直以为糖尿病是遗传性疾病，如果家族有糖尿病病史，我们被诊断出糖尿病的可能性就偏高，糖尿病基本上是一种我们无法控制的随机性基因疾病。

然而，事实并非如此。1983—2008 年，全球糖友的数量增加了 6 倍，从 3500 万人增到 24 000 万人，在这么短的时间内变化如此之大，绝非单纯的基因或遗传所造成的，因人类的基因密码每两万年才有 0.2% 的变动，且不会每一代都变动。有一点很多人都不明白，那就是基因会受环境的影响，我们的基因密码本身不会改变，但基因的表现方式受到周遭环境的影响甚大，而我们的环境过去数百年来改变幅度之大，远胜过自有人类历史以来的记录。

事实上，糖尿病几乎是由环境和生活因素引起的。虽然有一些致病基因，但它们只有在不良饮食、久坐的生活方式、压力和暴露于环境毒素的情况下才会被激活（或“表达”）。因此，寻找糖尿病基因的神奇疗法或基因疗法并不一定有特效。了解我们的基因和遗传系统，虽然可以帮助我们根据个人需要调整我们的新陈代谢和减肥，但也可能让我们忘记了最重要目标——改变我们的生活习惯和环境因素，这才是真正导致疾病流行的原因。

我们的饮食方式、运动量、压力管理方式、环境毒素和食物毒素的侵害，以及影响这些因素的“致胖环境”，才是如今肥胖盛行的真正罪魁祸首。

我们每个人经历这些环境饮食和生活习惯等，统称为“环境暴露”。我们所暴露的外在环境会影响我们的基因表现，它比我们体内实际基因组合更能决定我们的健康状况或疾病，现在已经知道有 90% 的疾病风险来自环境的差异，而非基因。了解身体以外的因素（空气、水、饮食、药物、有机污染物、重金属、辐射、生理或心理上的压力诱因，甚至肠内菌群）是如何冲击我们的基因的，便能对慢性疾病盛行的源头和治疗方法有更深刻的认识和理解，改变你所在的环境暴露，是解决血糖问题的基础。

环境暴露直接影响人类基因，导致基因在功能或表达方式上的改变，从而导致血糖代谢紊乱等一系列问题。基因密码本身不会改变，但基因的哪个部分表现出来可以改变。这是一个重要的观念，我们不能改变自己的基因，但是我们可以改变它们的功能和表现。我们生活中的各种因素，包括我们的子宫环境、饮食、细菌、过敏源、压力、社会人际关系、信仰等都在影响哪个基因会被启动或者关闭，此外它也会影响 DNA 所制造的蛋白质质量和类型，以及这些蛋白质的变化和作用。

一些人仍然认为糖尿病是遗传性疾病，因此笔者觉得有必要在这里说一则亚利桑那州皮马族印第安人的故事。他们曾在艰难的沙漠环境中居住，经过数百年之久，直到 20 世纪才接触西方文化和饮食环境。他们的传统饮食以植物为主（谷物、南瓜、甜瓜、蔬菜、豆类和辣椒），再补充一些采集来的食物，比如墨西哥的合欢、橡子仙人掌、鼠尾草、药草和鱼。虽然饮食里的碳水化合物含量很高，但都是低升糖碳水化合物，这意味着它们在体内转化成糖的速度相对较慢，因此不会造成血糖水平过高。

但是在仅仅一个多世纪的时间里，皮马族已经转向了以富含糖、苏打水、白面粉、反式脂肪和加工食品的饮食。这种饮食称为“白色恐怖”——白糖、白面粉和白色油脂（酥油）。体瘦，没有肥胖、糖尿病或心脏病的皮马族，立即成为世界第二肥胖的人。有 8% 的利桑那州皮马族印第安人确诊糖尿病的年龄在 30 岁之前，活到 56 岁就已经是幸运了，皮马族甚至有 3 ～4 岁的儿童罹患成年人型糖尿病的，到了 20 岁还要做心脏搭桥手术。

所以严格来说，糖胖症不完全是遗传性疾病，虽然你的父母或祖父母给你的基因可能使你确实有更高的风险，但并不意味着你一定会罹患糖胖症。糖胖症是饮食、生活方式和环境因素改变后所有缺陷基因表达后的结果，其诱因是坏的环境暴露，而不是坏的基因。

我们总是被告知糖尿病是无法治愈的，它是身体功能的逐渐衰退，它会导致心脏病、肾衰竭、失明、截肢、中风、痴呆。唯一的方法就是将其影响降到最低并减小并发症的可能性。

科学文献提供了明确的证据，只要早期发现糖尿病，它是可以逆转的，通过积极改变生活习惯、补充必需的营养，是可以恢复的；即便是最晚期的糖尿病，也可以通过生活习惯的积极改变和营养补充品的辅助而逐渐好转。

有研究表明，即便是胰脏已经丧失功能、制造胰岛素的细胞（β 细胞）已经受损的末期 2 型糖尿病患者，也是可以康复的。通过饮食的彻底改变（低糖、低热量，以蔬果为主的饮食），可在一周内让糖尿病有所好转。在这项研究里，患者的血糖直线下降，甘油三酯降低了，胰脏功能也复原了，（通过精密的核磁共振技术所得出的检验结果）仅一周的时间他们便不再需要服药，这证明糖尿病不是一种日益严重的不治之症，饮食比药物更有效，要逆转这种疾病需要大量的工作，但如果环境条件得到适当的控制，健康是可以恢复的。问题是多数医生未能早期诊断出糖尿病，他们通常会检测空腹血糖（从用餐后 8 小时后的血液样本里检测葡萄糖）。最近的研究显示，空腹血糖值超过 4.8 mmol/L 有较高的风险被诊断出糖尿病，然而多数医生都是等血糖值超过 6.1 mmol/L 或 7 mmol/L、糖尿病几乎已成定局时，才开始担心患者可能罹患此病。这时才诊断出有胰岛素抵抗和血糖控制有问题，已经为时已晚。事实上，你的血糖是到最后期才上升的，先升高的是胰岛素。

2. 如何评估糖尿病的病情轻重?

任何有疾病的人都要准确地评估自己病情的严重性。一些糖友和他们的家人把血糖水平作为唯一的标准来评估他们的疾病的严重程度，而忽略了许多其他的危险因素。结果，他们对自己的病情过于乐观，错过了最好的治疗时机。为了避免这样的陷阱，糖友及其家人必须学会从以下几个方面来评估疾病的严重性。归纳起来就是“四看”：

一看类型。

就糖尿病的类型而言，1 型糖尿病通常比 2 型糖尿病更严重。一般来说，1 型糖尿病多发生于儿童，当患者的胰岛 β 细胞严重损伤，几乎失去胰岛素分泌功能时，必须终身使用胰岛素替代治疗，否则容易发生危及生命的急性并发症，如糖尿病酮症酸中毒。

而2型糖尿病是由于胰岛β细胞功能缺陷（还残存部分胰岛素分泌功能）和/或胰岛素抵抗导致的高血糖。对于2型糖尿病患者，可以通过饮食、运动、药物等多种方式来控制血糖，在胰岛功能逐渐丧失后，医生会根据情况建议患者使用胰岛素替代疗法来控制血糖。而多数2型糖尿病患者除非到了晚期，胰岛β细胞的功能才会出现衰竭，故大多数的2型糖尿病患者，不需要使用胰岛素进行替代治疗。

二看血糖。

从血糖的角度来看，血糖高或波动频繁的患者病情更重。持续性高血糖提示患者血糖控制不良，长期高血糖可导致全身多个器官出现严重并发症。血糖的频繁波动表明患者的病情没有得到令人满意的控制，这可能会加重病情。长期高血糖对血管有较大的毒性作用，可增加血液黏度，加重动脉粥样硬化，导致大、微血管慢性并发症。血糖波动是对机体的一种应激，会产生一系列不良后果。研究表明，糖尿病慢性并发症的发生发展不仅与血糖整体水平升高密切相关，还与血糖的波动密切相关。这两种情况下，患者在应激状态下，如感染、创伤、情绪波动等，也会引起急性并发症。

三看并发症。

从并发症的角度看，糖友的病情严重与否跟并发症有很大关系。就慢性并发症而言，糖尿病是一种全身性的疾病，如果病情控制不好，很可能会损害到心、脑、肾、眼、神经、肢体等部位，进而出现各种慢性并发症。各种慢性并发症是糖尿病致残或死亡的主要原因。

在急性并发症方面，重症酮症酸中毒或者并发急性严重感染的糖友，往往导致预后不良，如果治疗不及时可能导致死亡。

四看胰岛功能。

从胰岛功能来看，2 型糖尿病患者随着胰岛功能的逐渐衰竭，糖尿病病情会加重。严重胰岛衰竭患者血糖波动较大，易发生酮症酸中毒。口服降糖药通常是无效的，必须用胰岛素治疗。

必须指出的是，虽然上面的“四看”指标可以确定糖友疾病的严重程度，但是每个糖友都应该知道，疾病的严重程度是相对的，两者可以相互转化。轻症如不及时治疗，未将各项指标控制在正常范围内，也会加重。同样，更严重的患者也可能通过一系列正规的治疗由严重转为轻微。

3. 精神因素与糖尿病的发病有关吗?

精神因素涨血糖，多种激素齐登场。暴怒激发升糖素，焦虑导致心紧张。肾上腺素分泌急，儿茶酚胺释放忙。胰岛无法稳局面，血糖飙升难收场。从生理上来说，一个人受到巨大精神创伤后，体内某些激素较平时分泌更多，肌肉紧张，心跳加快，血液凝固机制亢奋。同时为了保证血液及时供应大脑，消化系统活动暂时受到抑制，体内贮存的糖和脂肪释放到血液里供应能量。因此，人如果长时间处于非常亢奋状态，高血糖、高血压、胃肠道疾病、卒中等疾病就会陆续出现。

近十余年来，中外学者确认了精神因素在糖尿病发生、发展中的作用，认为伴随着精神的紧张、情绪的激动及各种应激状态，会引起升高血糖激素的大量分泌，如生长激素、去甲肾上腺素、胰高血糖素及肾上腺皮质激素等。有关资料表明，心理因素可以促进糖尿病的发生。愤怒、焦虑、恐惧、悲伤等情绪变化会导致精神紧张和激烈的心理冲突，其中愤怒对糖友影响最大。这是因为愤怒能使人的交感神经高度紧张和兴奋，为了应付外界刺激，身体必须迅速作出反应。一方面，儿茶酚胺的释放在大脑的调节下增加，肾上腺释放的肾上腺素比正常多。当分泌过多的激素时，肝脏中的糖原转化为葡萄糖并释放到血液中增加葡萄糖浓度。另一方面，为了保证身体在紧急情况下需要的能量，身体也会抑制胰岛素的分泌，这无疑会导致血糖进一步升高。

4. 胖人为何易诊断出糖尿病?

生活中的你是否感觉得到，身边的糖友或多或少有肥胖者。糖友中肥胖者确实占据了一席之地，而且可以说肥胖是糖尿病的一大诱因。有资料表明，肥胖者诊断出糖尿病的概率比体重正常的人要高 5 ～6 倍。那么，为什么胖子比较容易罹患糖尿病呢?

（1）肥胖的人摄食量过高，刺激胰岛 β 细胞过度分泌，导致胰岛功能衰竭而发生糖尿病。

（2）肥胖即脂肪细胞数目多、体积大，对胰岛素需求多，胰岛细胞负荷过重，导致胰岛功能衰竭而发生糖尿病。

（3）由于脂肪细胞膜上胰岛素受体数目减少及亲和力下降，导致胰岛素的生物活性降低而发生糖尿病。

（4）由于脂肪细胞增多，靶细胞膜上的胰岛受体减少，靶细胞内也有受体后缺陷。对胰岛素不敏感，产生胰岛素抵抗而发生糖尿病。

（5）中央型肥胖（或称内脏型肥胖、腹型肥胖）的人群，由于存在脂毒性和脂肪细胞因子的巨大变化，不仅能引发和加重胰岛素抵抗，还会损伤胰岛细胞和血管内皮细胞，从而促进糖尿病慢性并发症的发生和发展。

5. 患上糖尿病有哪十大征兆？

糖尿病已成为当今社会比较常见的一种疾病，而且在日常生活中又难以被发觉，那么糖尿病的具体征兆都有哪些呢？

No. 1：明明吃很多，体重却在下降

体重在不知不觉中下降，这其实是一种危险信号，如果没有刻意去减肥，每个月的体重却减少4～5 kg的话，说明身体肯定存在问题。对此，国外某糖尿病研究所专家表示："如果饮食正常体重却在下降，很可能是患上了糖尿病。"

No. 2：视力减退、视线模糊、眼睛易疲劳

糖尿病会对人体的视觉产生影响，血液中葡萄糖含量的异常升高会导致眼球倾斜，进入眼球的光线会发生弯曲。视力丧失、视力模糊等现象都与之有关。

No. 3：伤口难以愈合

高血糖会阻碍血液流通，延迟伤口愈合时间，甚至还可能损伤神经组织。伤口愈合需要充足的血流量，否则会降低愈合能力，如果经常有伤口血流不止等异常现象，最好去医院进行诊断。

No. 4：刚吃完饭就感觉饿

多食是糖尿病最典型的症状之一。胰岛素在体内的功能紊乱会直接导致肌肉、脂肪等组织器官功能低下。在这个过程中起关键作用的器官是胰腺，如果体内胰岛素水平上升，大脑有时会感到饥饿。

No. 5：疲劳感、身体乏力

胰岛素就像身体的能量供应开关，如果胰岛素分泌量不足，就相当于切断了身体的能量供应，导致疲劳感或身体容易产生疲劳感。

No. 6：足部出现麻痹或疼痛

如果你的脚麻木或疼痛，这可能是由于血液供应不足或糖尿病引起的。对于糖友来说，麻木从脚部开始，然后逐渐扩散到上半身。出现麻痹的原因主要是糖尿病引起的神经损伤，所以出现麻痹或足部疼痛是糖尿病的典型危险信号。

No. 7：夜间尿频

夜间尿频的人，也可能患有糖尿病，尤其是夜间小便次数不断增多的人群，一定要引起重视。尿频也是糖尿病的一个典型症状，因为当血糖升高时，人体会本能地排除，从而导致尿频。

No. 8：喉咙干燥

这种现象与尿频密切相关，因为尿频会导致脱水，从而导致喉咙干燥。你喝的水越多，你排尿的频率就越高。

No. 9：皮肤干燥发痒

如果出现皮肤干燥、发痒的情况，那么患上糖尿病的可能性也非常高，另外，脖子和腋下的皮肤发黑也可能是糖尿病所致。

No. 10：念珠菌病

念珠菌是一种真菌，表面上看似乎与糖尿病没有直接关系，但实际上是一种重要的迹象，不仅针对女性，也针对男性。念珠菌感染往往是以葡萄糖为媒介，最初从温暖潮湿的皮肤开始感染，并逐渐扩大感染范围，而感染部位多为生殖器、乳房下部和指间，因为大多数女性都有过感染的经历，所以很难对糖尿病做出准确的判断。

6. 早期糖尿病有哪六种“另类”病征?

说到糖尿病的早期症状，相信每个人都可以说出很多。但是，有6种糖尿病的早期病征却鲜为人知，当出现以下六种病征往往令人意想不到是糖尿病的“另类”病征。

No. 1：瞳孔变小

用红外线电子瞳孔仪测量瞳孔面积，正常人瞳孔平均大小为 $15.4\ mm^2 \pm 6.8\ mm^2$，而糖友则平均为 $12.5\ mm^2 \pm 5.8\ mm^2$。如果要检查眼底，经常需要扩瞳，糖友对扩瞳药反应不敏感，扩大瞳孔效果较正常人要低。这种异常反应与糖尿病所引起的交感、副交感神经病变有关。

No. 2：女性上身肥胖

肥胖易诊断糖尿病。对于上半身肥胖的女性，无论体重如何，腰围/臀围大于0.7的女性超过60%糖耐量测试异常。当腰围/臀围大于0.85时应进行糖耐量试验，因为这最有可能是糖尿病的表征。

No. 3：排尿困难

排尿意识低、排尿间隔时间长、排尿困难、膀胱残余尿增多、膀胱扩张等都是糖尿病的反应。重症患者可出现尿路感染、尿返流、肾功能衰竭等并发症，部分患者还可引起败血症，难以治疗，预后较差。中老年男性有排尿困难，仅考虑前列腺肥大不全面，还应与是否有糖尿病相联系。

No. 4：手足挛缩

手掌不能伸直，平放呈拱形，这一现象称为“手挛缩”。手掌皮肤可扪及索状硬结，按压有痛感，局部皮肤粗糙，严重者手指向掌侧拘缩。这种现象见于足底，称“足挛缩”，与跟手掌和足底小动脉形成血栓而导致腱膜营养不良，以及纤维瘤样增殖有关，属于糖尿病全身血管病变的一种表现。

No. 5：阳痿

男性糖友合并阳痿（男性勃起功能障碍，ED）者占总发生率的40% ～60%，过去认为是器质性的，其实有一半以上是功能性的，经过恰当治疗是可以改善的，可逐步恢复阴茎的勃起功能。

No. 6：跟腱反射减弱

跟腱反射是检查神经功能的方法，用锤击法诊断跟腱背部，正常反应是腓肠肌收缩，足部跖面屈曲。在葡萄糖耐量测试异常的受试者中，超过 50% 的人没有跟腱反射，而正常受试者中只有 4% 的人没有跟腱反射。病程越长，跟腱反射低下或消失的发生率越高，这对糖尿病的早期发现具有积极意义。

7. 用胰岛素治疗糖尿病有哪些不良反应?

1921 年加拿大医生 Banting 及 Best、MacleodCollip 等四位学者在多伦多大学首次成功地从狗的胰腺中分离出胰岛素并证明了它的降血糖生物学效应，这一成果是现代医学最伟大的发现之一。1922 年 Banting 首次将胰岛素运用于糖友的治疗。1923 年他因此获得诺贝尔生理学或医学奖。近百年来，胰岛素已经发展为治疗糖尿病的最主要药物。然而，使用胰岛素治疗中也可能发生某些不良反应。下面就将几种不良反应做简单介绍，提醒糖友们注意。

No. 1：低血糖

低血糖症是可怕的，它可以毫无征兆地导致昏迷。然而2型糖尿病患者发生严重低血糖的可能性较小。这并不意味着患者不需要知道如何预防和应对低血糖的发生。低血糖症在胰岛素治疗的患者中很常见，尤其是饭前和晚上。然而2型糖尿病患者因胰岛素治疗引起的低血糖通常是轻微的，危害较小，可以通过在两餐之间和睡前增加一餐来预防或避免。

低血糖反应常见于胰岛素过量、注射胰岛素后未按时进餐或活动量过大所致。过量胰岛素治疗出现低血糖后，又迅速出现代偿性高血糖称为“苏木杰现象”。这种现象掩饰了临床严重的低血糖而造成治疗错误。另一方面，夜间低血糖后致晨间代偿性高血糖，还需与“黎明现象”鉴别，因为两者的治疗显然不同。

No. 2：胰岛素过敏反应

注射部位红、肿、热，甚至形成结节。多发生在开始注射的头几周，以后消失。少数的过敏反应有荨麻疹，甚至休克。

No. 3：屈光变化

在胰岛素应用中可能会出现眼睛的屈光变化。在注射胰岛素早期有时可出现一过性的双眼老视、视力模糊，可能是晶体和眼组织中渗透压改变的结果。糖尿病有效控制后，可自行调整恢复。因此，糖友一般在血糖得到控制后方可验光配镜。

No. 4：出现水肿

患者用胰岛素使血糖控制后4～6日可能发生水肿，多见于面部，也有少数患者可能出现在四肢等部位，这大概与胰岛素促进肾小管重吸收钠有关，称为胰岛素性水肿。这种水肿大多并不严重，并且随着时间的推移，多数会在一个月内渐渐自行消退。

No. 5：局部脂肪垫形成

脂肪垫的形成，是由于长期在相同部位注射，胰岛素刺激皮下脂肪增生而形成的。这种脂肪垫的存在，会影响局部胰岛素的吸收。脂肪垫的形成是可以避免的，而且防范措施非常简单——只需要糖友有规律地更换注射部位即可。

No. 6：体重增加

很多2型糖尿病的朋友继续使用胰岛素一段时间后，随着血糖的控制，发现自己的体重往往会增加，这是什么原因引起的呢？我们对此应该有一个清楚的认识。当胰岛素被用来控制血糖时，尿液中葡萄糖的损失就会减少，这就相当于热量损失减少了，吸收的热量增加了，从而导致体重增加。不过体重增加不完全是胰岛素引起的麻烦，假如糖友在使用胰岛素的基础上，合理控制饮食，加强运动，使热量摄入和消耗达到平衡，就不会出现体重增加的现象。

（详细内容可参考本书第十章第一节）

8. 运动对糖友的五大益处是什么？

运动健身又降糖，减少体内囤脂肪。运动可增加胰岛素受体，使其敏感性增强；“坏”胆固醇渐减少，动脉硬化便能防；心肺功能得改善，生活质量亦改良。体育运动是治疗糖尿病的重要手段之一，通过体育运动，糖友会得到五大益处：

①长期坚持运动可增强体质，改善心血管功能，提高机体抗病能力，减少并发症，减少降糖药物剂量。

②运动可使肥胖患者体重减轻，使活动的肌肉等靶组织对胰岛素敏感性增强，胰岛素受体数上升，减少降糖药的用量或降低胰岛素的用量。

③运动可加速脂肪分解，减少脂肪堆积，促进游离脂肪酸、胆固醇等的利用，以补偿葡萄糖供能不足；降低血清中甘油三酯、低密度脂蛋白胆固醇和极低密度脂蛋白胆固醇，有利于动脉硬化症、高血压、冠心病的防治。

④运动可增强心肺功能，促进全身代谢，对糖尿病并发症起一定的预防作用，还可防止骨质疏松。

⑤运动还可以陶冶情操，消除应激，改善脑神经功能状态，放松紧张情绪，提高生活质量。

9. 糖友如何进行运动？

治疗糖尿病采用哪种运动方法呢？从能量代谢角度分析，强度大、时间短的动作，比如短跑这种运动时间很短的运动，基本上对血糖的影响不大。强度中等、运动时间长一些的，供能则主要依靠肌糖的分解，此时血糖的利用也增加了，这时的血糖代谢是有氧代谢，而有氧代谢比无氧代谢可以多产生 10 倍的能量。所以，糖友的运动方式应该以耐力性运动为主，即强度中等，时间长一些，如步行、慢跑、游泳、划船、骑自行车等。

老年糖友最宜选择保健操、太极拳、气功以及非比赛性球赛运动，如乒乓球、羽毛球等。步行是国内最常用的糖尿病运动方法。全身情况良好、糖尿病情较轻的肥胖型患者可以进行快速步行，每分钟 120 ～125 步；一般情况尚好的患者可进行中速步行，每分钟 110 ～115 步。

老年体弱的糖友可采用慢速步行，每分钟 90 ～100 步。步行可以选择在早晨、傍晚、饭后 1 小时或工间休息时进行。

10. 糖友如何根据自己的身体情况选择运动方式？

糖尿病类型有别样，病情每人不一样。运动方式与项目，应根据自身之现状。心血管无并发症，运动强度以中等偏上为宜。促糖促脂选快走，慢走适合体偏胖。

每个糖友的身体情况、生活环境等都不一样，因此，适合自己的运动方式也有所不同。糖友应根据自己的实际情况选择适合自己的运动方式。一般情况下，糖友的运动方式以有氧运动为主（也称耐力运动），这是一种可以增强呼吸、心脑血管功能，改善新陈代谢，纠正血糖和血脂代谢紊乱的锻炼方法。常用的有氧运动有步行、跑步、骑自行车、爬山、登楼、划船、游泳等。糖友年纪较大、体质较弱的宜进行运动强度小的运动，如散步。如果能在优美的绿化环境中进行，则更有益于身心健康。行走时应全身放松，目视前方，上肢自然而有节律地摆动，每次运动 10 ～30 分钟。

身体条件较好、无心脑血管疾病的糖友，则可以采用运动强度中等偏上的运动如健身跑。健身跑时要求全身放松。

糖友也可结合自己的兴趣爱好，根据实际的情况选择正确的锻炼方式。例如住高楼的人，可以进行爬楼梯运动，或跳绳、原地跑步等运动。此外，也可进行广播体操、球类比赛等。

总之，糖友的运动要科学地进行，并注意避免运动所致之损伤。专家指出，慢走适合偏胖的人，保持 50 ～60 m/min 的步速，可消耗更多的能量，运动时要注意姿势，收腹，收紧后背肌群，可减少颈、腰椎疾病。90 ～110 m/min 的步速称为快走，对糖、脂代谢最好，可使人产生欣悦感，但易损伤关节，不适合关节有损伤或承受力差的人。慢跑虽可增强心肺功能，但易损伤关节，且心脏有疾病的人也不适合这项运动。游泳是全身型运动，适合于肥胖的糖友。登山和爬楼对膝关节有损伤。运动的目的是治疗糖尿病，如果因此损伤了关节，就得不偿失了。

11. 糖友从事家务劳动能替代运动吗?

不少糖友问：我每天做家务需要 1 个多小时，和跑步、快走一样能出汗，这样还需要参加运动吗？家务劳动能不能代替运动呢?

专家指出，糖友适量运动主要有三个好处：一是针对病情而言，能增加胰岛素的敏感性，降低血糖；二是消耗脂肪，减轻体重，还能锻炼心肺功能和强壮骨骼；三是放松心情。

澳大利亚一项研究结果表明，多做家务有助于患者控制血糖，同时还能够有效地降低罹患糖尿病、心脏病的风险。家务劳动中，如洗衣、叠衣、刷碗、洗菜等都对降低血糖有好处。

虽然做家务有助于控制血糖，但不能代替锻炼。这是因为做家务实际上消耗很少的热量，这是一种轻体力劳动。同时，家务劳动是劳动所要求的具体行为，具有一定的局限性。如洗衣服，它只需要手臂的运动，运动仅限于手、手臂、肩膀等。对于肥胖的糖友来说，做家务不能减重，也不能达到降糖的效果。

家务劳动不能代替运动，还有一个重要的原因是家务不能对身体起到全面、系统的锻炼作用，糖友在做家务的同时也应该安排单独的时间来锻炼。糖友通过运动锻炼，可使全身各个组织和器官都得到锻炼。这样既可以避免家务劳动的局限性，又使全身各个系统都得到了锻炼，促进机体的新陈代谢，提高葡萄糖的利用率，增强胰岛素的敏感性，从而达到控制血糖、改善体质的目的。更重要的是，适量的运动可以帮助身体减轻压力，改善精神状态，在某种程度上，大多数人做家务无法达到这一效果。

12. 怎样用心率计算适宜的运动量？

衡量运动是否适宜，有很多种方法，用心率计算是比较简单而实用的方法。一般可在运动结束后立即数脉搏，可以数 15 秒，然后乘以 4 便得出每分钟心率。运动中的心率保持在（220－年龄）×（60％～85％）的范围之内，即可认为运动量比较合适。比如一个 60 岁的人，他（或她）的运动后心率范围为（220－60）×（60％～85％）＝96～136（次/分钟）比较适宜。也有人主张用更为简单的方法，直接用（170－年龄）作为运动中适宜的平均心率，60 岁的人的运动平均心率应在 110 次/分钟上下。

有人采取简单易记的方法归纳糖友进行运动疗法的要点，即“一三五七九”口诀，可供糖友参考。

“一”即餐后 1～1.5 小时内进行运动。饭后切忌立即运动。餐后 1～1.5 小时再运动，这个时段的碳水化合物已经被吸收，往往是餐后血糖最高的时候，所以，在这个时候运动，可以避免餐后血糖过高，还可以避免运动时血糖过低的情况，益处多多。

“三”即每次运动不少于 30 分钟。糖友们在开始运动的时候，体内的糖分就开始分解了，到了 10 分钟，糖分解的速度加快，到了 20 分钟，体内的脂肪一般会开始分解了，从 30 分钟到 1 小时，脂肪分解速度变化不大，所以，糖友们运动时间控制在 30～50 分钟是最好不过了的。

“五”即每周至少运动 5 次。已经有科学数据表明，每周运动5次及以上的人，平均寿命会延长9年。对于广大糖友来说，每周运动5次应是家常便饭，因为糖友们需要利用运动疗法来控制餐后血糖。

“九”即运动要长久，要坚持。其实不光是运动，整个控血糖过程都是需要坚持的。这里以“九”取“久”的谐音，意思是坚持长久进行运动，不间断。

13. 糖友选择什么时间运动锻炼最好?

关于运动锻炼的最佳时间，现在一般主张在有太阳的时候进行。什么叫有太阳的时候呢？那就是指太阳升起以后、太阳落山之前这段时间，因为这段时间氧气比较充足，同时还能得到日照，对健康更加有利。但是有些人很难做到，因为太阳升起以后他得上班，太阳不下山他下不了班，有这种情况在其他时间也可以，比如早上和晚上。如果实在不能在最佳的时间运动，那么糖友在什么时候运动合适呢？内分泌专家结合糖友的特殊情况，认为糖友不能跟一般健康人那样早起餐前“晨练”，因为糖友进行餐前“晨练”就有可能出现低血糖问题。早起空腹锻炼，低血糖的危险性比较大。

目前，专家建议糖友以早餐或晚餐后半小时或1小时后开始锻炼较为适宜。餐前锻炼身体有可能引起血糖波动，还可能因延迟进餐造成血糖过低，也可能因没有服药而使血糖过高，当然还可能是血糖先低而后又因“苏木杰现象”而过高，所以最好把运动时间放在餐后。

为避免消化系统功能的影响，运动最好在进餐结束后半小时以上再进行。晚餐后的运动值得提倡，因为中国人多半晚餐吃得多，而且多数人晚餐后就是看看报纸或电视节目，体力活动很少，这对降低血糖和减轻体重十分不利。对于注射胰岛素的患者来说，应选择在外源性胰岛素作用最强之前进行，如注射 RI（正规胰岛素）的作用最强时间是注射后 2 ～4 小时，若必须在胰岛素作用最强时进行运动锻炼，应少量加餐。重型糖友，清晨空腹时，应避免体力活动，否则易引起酮症，使病情恶化。若合并有并发症，更应注意每日运动量，以免过度疲劳，加重病情。

14. 糖友运动疗法的注意事项是什么？

糖友在运动中应注意：

①血压波动，表现为运动中血压升高，运动后有发生体位性低血压。

②血糖波动，如低血糖症，尤其容易发生在运动量过大又没有及时加餐的时候，有时还可能发生应激性血糖增高。

③心肌缺血加重，甚至发生心律失常、心肌梗死或者心力衰竭。

④微血管并发症的加重，如蛋白尿增多、视网膜出血等情况可能发生。

⑤运动器官病变加重，如退行性关节病以及下肢溃疡的发生或加重等。当然，对于运动可能带来的这些问题，只要是掌握好适应证，加强运动的指导和监护，是完全可以避免的。

15. 老年糖友进行运动锻炼时应注意些什么？

老年人身体各系统、各脏器的功能全面低下，如果过度锻炼，会导致身体负荷超重，再加上糖尿病、骨质疏松等问题的综合，可能会出现严重的问题。因此糖尿病老人运动需要适度。

那么老年糖友应该选择哪些运动方式呢？

老年糖友在选择运动项目时应选取不是很激烈的项目，如散步、慢跑、太极拳、跳舞、体操、气功等。

老年糖友在运动的时候一定要注意以下几个问题：

①运动前要做详细、全面的身体状况检查，充分了解自己的糖尿病程度，以选择最合适的运动方式、运动时间和运动强度。

②避免过于激烈的运动，避免剧烈的对抗性运动、爬梯运动、剧烈运动、倒立运动等可能引起血压升高或心脑血管意外的运动。

③运动要适度，老年糖友在运动的时候一定要适可而止；运动过度反而会影响健康。

④老年糖友皮薄骨脆，在运动中要善于保护自己的皮肤及骨骼，避免穿太硬、太紧的鞋子，以防皮肤损伤或发生骨折。

既然运动过量危害那么大，那么应该如何运动才是合适的呢？专家认为，运动到底算不算过量，老年人要考虑两点：一是运动后会不会觉得特别疲乏无力；二是第二天早上的晨脉是否稳定，如果这两项都达标，那就不算过量。

对于健康老人来说，适宜的运动频率和强度是每周 3 ～5 次，每次 40 分钟，中等强度。而对于糖尿病老人来说，则最好遵循医生的指导，以配合医生的治疗为主。

16. 糖友服药后为何不宜立刻运动？

很多糖友喜欢运动，而且是服药后就开始运动，没想到运动不到 10 分钟，就出现了头晕、乏力、心悸等典型的低血糖现象，这是怎么回事呢？

运动不久便出现低血糖，是运动和用药的时间没有错开的缘故。因此建议糖友以餐后运动为宜，并避开药物作用高峰期，即应用药 1 小时后再运动。运动本身就消耗血糖，如再服用降糖药或注射短效胰岛素，这样 2 个降糖作用叠加，低血糖发生率比较高。中、长效胰岛素作用较为平稳，时间要求上可以不用如此严格。那些病情较轻、不吃降糖药也不注射胰岛素，仅通过改变生活方式来控糖的糖友，运动时间也可以稍随意些。

还要提醒的是，有些糖友即使已经出现了低血糖，但也没有明显感觉，这就很危险，因此血糖自我检测必不可少。有条件的话，应在运动前后各测一次血糖，来判断自己的运动量是否合适。

17. 糖友外出旅游应注意什么？

不少糖友害怕外出旅游会发生意外。其实，只要做好充分准备，就不必害怕外出旅游。除了出发前做好充分准备外，旅游也应牢记并遵照注意事项，这样就能跟其他健康的同行者一样“乘兴而去，尽兴而归”。那么，要做好哪些准备呢？要遵照哪些注意事项呢？

No. 1：旅游前做足准备

除了病情不稳定，有严重的慢性并发症，比如糖尿病足、糖尿病肾病等糖友不适合旅行外，大多数糖友都是可以外出旅游的，只不过旅行前首先要做一些常规的检查，比如血压、血糖、糖化血红蛋白，看看病情控制得如何。如果经过医生的检查和评估，认为你完全可以外出旅游的话，那么就可放心出门了。此时，需要注意的是，你需要做好充分的准备。

准备的物品包括：①充足的药物，注射胰岛素的患者还应携带注射笔和针头，尽可能带上血糖仪，以监测在外出的日子里血糖的变化。②糖友识别卡，万一发生意外，比如低血糖昏迷时，容易获得其他人的帮助。

另外，要选择好路线。选择适当的旅游路线、交通工具，避免因为四处奔走而过度疲劳。建议糖友们不要参与极为辛苦又刺激的活动，如爬高山、蹦极等。最好的做法是，选择比较悠闲的地方，游山玩水、放松心情。

No. 2：旅途中的注意事项

由于血糖与饮食和运动量的关系十分密切，外出的时候，糖友们要更加密切地监测自己的血糖，防止其大起大落。

①吃饭：最好能够定时、定量、定餐。

②体能：注意体能的变化，一定要根据自己的年龄和体力量力而行，并注意旅游中和旅游后的感觉，如果有疲乏感，但食欲及睡眠正常，无其他不适，属轻度疲劳，可继续旅行。

③胰岛素的存放：乘车时切勿将装有胰岛素的手提包放在汽车的后备厢中，乘坐飞机时也不应放在托运的行李中，而应随身携带，胰岛素在常温下（25℃左右）可以储存6个星期左右。

④低血糖的预防和处理：如果活动后出现低血糖，比如饥饿感、头晕、心慌、手颤、出虚汗、无力，此时应立刻吃一些高糖食物，如糖果、饼干。

18. 糖友开车时要注意些什么？

糖友驾车平常事，但应警惕出事故。血糖监测必须做，病情严重“不上路”。血糖不稳“老”糖友，驾车极易出事故。若有“心”“眼”并发症，不宜驾车上马路。

糖友安全驾车，必须遵循的要求比其他人要多得多，否则极易造成意外事故。由于血糖极高或极低都会影响驾驶安全，糖友驾车确实存在一定危险。一旦血糖低于 3.9 mmol/L 就会导致反应迟钝，影响人的判断力。在血糖过高或过低时驾驶等同于酒后驾车。国外有调查显示，约 1/3 的交通事故发生在糖尿病司机身上。不过，国外大部分专家达成共识，认为糖友只要能把血糖控制好，也可以享受驾驶的乐趣。

安全驾车，要做好如下三点。

第一，糖友在驾车出行前要做好相应准备。上车前先测一下血糖，血糖不能低于 5.5 mmol/L，同时还要带齐以下几样东西：血糖仪、葡萄糖，以及可能需要的其他药物。

许多糖友可能认为，如出现低血糖，停下车来进食即可。但实际上根本来不及，所以随身带些能迅速升高血糖的食品，如糖果、含糖饮料等非常必要。一旦觉得肚子很饿、心跳加快、手抖和视力模糊、控制不住方向盘，就可能是低血糖的症状，这时就要立即停车，拿出血糖仪检测，然后补充食物和饮料。待症状缓解、血糖恢复正常后方可继续驾车。

第二，糖友开车，即使路程很短，在上车前也必须测一下血糖。如驾车时间超过 1 小时，也应该停下车测量血糖。不过，专家不建议糖友长时间开车，一来过度疲劳会影响反应和判断，二来长途驾车会引起血糖波动。

第三，驾车时必须注意身体情况，如患上伤风感冒，应更谨慎，因为这些疾病会引起血糖不稳。

内分泌专家指出，如糖友合并以下病情，最好不要开车。一是心脏病；二是下肢有并发症（会影响踩踏油门和刹车）；三是合并眼睛病变；四是注射较大剂量胰岛素，因为这容易引起血糖波动；五是病史超过 5 年的“老病号”，因为随着病程的延长，糖友发生低血糖时的一些警示症状会逐渐变得不明显，容易在“不知不觉”中变得神志不清，造成交通事故。

19. 糖尿病合并高血压怎么注意饮食?

①每日摄入富含纤维素和钾的果蔬。可溶性膳食纤维能吸附肠道内的胆固醇，有助于降低血糖和胆固醇水平。全谷物、豆类、绿叶类新鲜蔬菜和海带、紫菜、魔芋等含膳食纤维较多，可以适当多摄入。

另外，补充钾可使升高的血压显著下降，同时体重也有下降。因此，饮食中应多食含钾的蔬菜（菠菜、苋菜、香菜、油菜、甘蓝、芹菜等）和果仁。

选择性多吃含糖量低的新鲜水果，如青苹果、柚子、猕猴桃、橙子等，这些蔬果富含膳食纤维，是高钾低钠食材，对控制血压很有帮助。

②适当食用含钙量较多的食物。补充钙能使血钙保持正常水平，维持平滑肌细胞内外钙代谢的平衡，避免血管平滑肌的痉挛，从而达到有效预防血管硬化、降低血压的目的。因此，适当食用含钙量较多的牛奶、海带、豆腐、绿叶蔬菜等食物，有利于糖尿病合并高血压患者病情的控制。

③严格限盐，建议 3 ～5 g/d。限制钠盐在 3 ～5 g/d，不吃或少吃加工食品，如咸肉、火腿、咸菜、腐乳等。建议早上尽量不要吃含盐的食物。然而，炒菜时肯定要加盐，区别只在于量的多少，因此高血压患者就要想办法在一日三餐中协调好钠盐的摄入量。

早餐可以喝些原味粥或甜粥，吃些馒头，再用醋凉拌一盘芹菜，既清爽又可口。也可以煮一碗燕麦片粥，然后加一袋低脂牛奶调味。

20. **糖尿病合并冠心病怎么注意饮食？**

①控制脂肪与胆固醇摄入。饱和脂肪酸和胆固醇摄入过量是导致高脂血症的重要因素，高脂血症又是冠心病的主要诱因之一，应控制脂肪和胆固醇摄入量。日常应少食：动物脂肪，如猪油、黄油、鸡油、羊油等；肥肉，包括猪、牛、羊肥肉等；动物内脏及鱼子等；软体动物及贝壳类动物。但也不要过度限制胆固醇的摄入，因为胆固醇中含有花生四烯酸，能改善血脂不稳定；脂肪中的长链不饱和脂肪酸，还有防止血小板凝聚的作用。

②每周吃 2 ～3 次海产品。因为深海鱼类，石斑鱼、多宝鱼、三文鱼、金枪鱼、鲅鱼、平鱼等富含的 ω－3 脂肪酸，可降低血脂与血液黏稠度、预防心肌梗死。

此外，经常食用海藻食品（蔬菜、海带和海藻等）可以帮助降低高血压和预防心脏病。因为海藻含有生物活性肽，这是降低血压的关键成分，它的作用类似于普通的降压药。然而，由于海藻的含盐量比较多，因此也不宜天天食用，一周两次即可。

③每天 50 ～100 g 豆制品。豆制品中所含的大豆异黄酮是一种植物雌激素，它能降低血中胆固醇和甘油三酯含量，并有抗心律失常的作用；美国科学家发现大豆蛋白具有降低血液中胆固醇含量的作用，大量临床研究表明，每天至少摄取 25 g 以上大豆蛋白，可降低血液中的胆固醇含量，有效预防心血管病。25 g 大豆蛋白相当于半块豆腐，所以，每天吃 50 ～100 g 豆制品

可以预防心血管疾病。

④适当多吃些活血化瘀的食物。中医认为，心血管疾病发病的本质是气滞血瘀，冠心病患者采用促进血液循环、消除血瘀的调理方法，推荐多食油菜、韭菜、洋葱、黑大豆、黑鱼、慈姑、香菇、黑木耳、桃仁、柑橘、柠檬、柚子、金橘、枸杞子等，可以活血化瘀、通畅血脉，促进血液流通。

⑤不要将饮用水软化。水的硬度通常是由每升水中所含的碳酸钙量来衡量的。当水中碳酸钙含量低于 150 mg/L 时，称为软水；当水中碳酸钙含量达到 150 ～450 mg/L 时，称为硬水。硬水中钙、镁离子含量较高，镁离子有利于心脏放松和休息。在水硬度较高的地区，人群中心血管疾病的发病率较低。所以，糖尿病并发冠心病的患者最好喝轻或中度硬水，但有泌尿系统结石的人，应避免喝硬水，以控制钙的摄入。

⑥避免食用刺激性食物。忌吸烟、酗酒、喝浓茶及咖啡等刺激性食物。茶和咖啡中含有茶碱、咖啡因、可可碱等生物活性物质。这些物质对中枢神经有明显的兴奋作用，一旦过量，就可使血压增高、心跳加快，对冠心病患者不利。所以，糖尿病合并冠心病患者最好少饮或不饮浓茶、咖啡。另外，爱出汗者还应少吃辛辣之类耗阴伤气的食物。

21. 糖尿病合并高血脂怎么注意饮食?

①多吃些有降脂作用的食物。多吃些有降血脂作用的食物，如洋葱、茄子、南瓜、白萝卜、胡萝卜、大蒜、香菇、蘑菇、金针菇、豆腐、绿豆、黑豆、海带、紫菜、裙带菜、黑木耳、芦笋、秋葵等。不含胆固醇的玉米面、小米、糙米、燕麦、荞麦、花生、黑芝麻、蛋清等，应成为糖尿病合并高血脂患者常

吃的食物。

②供给充足的蛋白质。蛋白质的摄入非常重要，主要来自牛奶、鸡蛋、瘦肉类、禽类（去皮）、鱼虾类及大豆、豆制品等食品。其中植物蛋白质的摄入量要在 50% 以上。具体来说，如果血脂升高较多，不妨选用低脂或脱脂牛奶。还应该多吃鱼类，特别是海产鱼类，以及鸡、鸭等禽类，因为这些肉类食物的优质蛋白含量非常丰富，而脂肪含量较猪肉、牛肉少，有利于降低血脂水平。建议肉类在烹调时采用蒸、炖的方式，少采用红烧的方式。

③每日摄取的胆固醇应减少至 200 mg。健康者每日摄入的胆固醇不应超过 300 mg，如已患冠心病或其他动脉粥样硬化症，每日摄取的胆固醇应减少至 200 mg。动物内脏、蛋类（主要是蛋黄）以及墨鱼、干贝、鱿鱼、蟹黄等海产食品中胆固醇含量均较高，应加以限制。

④烹调方式以蒸、煮、炖、凉拌为主。糖尿病合并高血脂患者的饮食需要清淡少盐，烹调方式以蒸、煮、炖、凉拌为主，少用煎、炸。

a. 清蒸，就是将原料装于器皿中，以蒸气加热，使调好味的原料熟透或酥烂入味。其特点是保持了菜肴的原形、原汁、原味，比起炒、炸、煎等烹饪方法，蒸出来的菜肴所含油脂少，且能在很大程度上保存菜的各种营养素，可溶性物质的损失也比较少。

b. 煮炖。煲煮鲜汤以陈年瓦罐煨煮效果最佳。煲汤时食品一定要新鲜。新鲜并不是传统的“肉吃鲜杀，鱼吃跳”的时鲜。这里所说的鲜，是指鱼、畜、禽杀死后 3 ～5 小时，此时鱼、畜或禽肉的各种酶使蛋白质、脂肪等分解为人体易于吸收的氨基酸、脂肪酸，味道也最好。

那么，什么样的汤才是健康的呢？一是要淡，少放盐；二是熬煮时间不能太长。素菜汤以食材稍微变软最佳；煲肉类汤，尤其是鱼汤，1 小时即可，最长别超过 2 小时；三是熬肉汤前，将肉类用沸水焯一下，可有效减少嘌呤含量。

c. 凉拌。凉拌是糖友食用蔬菜的良好方式。凉拌一方面可以减少蔬菜中维生素的损失；另一方面凉拌未经油、盐等烹饪，可以减少油脂、盐分的摄入。

凉拌蔬菜时，加上醋、蒜和姜末，既能调味，又能杀菌。另外，蔬菜焯水时加点盐，可减少蔬菜中营养物质的损失。蔬菜焯水后若不立即烹调，应拌点熟油。

⑤适当选用富含不饱和脂肪酸的植物油。糖尿病合并高血脂患者，其膳食中饱和脂肪酸要小于 7%，并可适当提高不饱和脂肪酸的比例，即以单不饱和脂肪酸取代部分饱和脂肪酸。这对高血脂患者有重要意义。因为单不饱和脂肪酸有降低血胆固醇、甘油三酯的作用，还不影响高密度脂蛋白胆固醇。所以，糖尿病合并高血脂患者应当经常选用富含单不饱和脂肪酸的油，如茶籽油、橄榄油等，但为了遵循脂肪酸均衡的营养原则，应该根据脂肪酸品种和含量的不同来换着吃油，比如用茶籽油和亚麻籽油（富含多不饱和脂肪酸）替换等。

22. 糖尿病合并肾病怎么注意饮食？

①合理选择主食。糖尿病肾病患者在选择糖类食物时，可采取以下两个方法：第一，应选择低血糖指数的复合糖类为宜，如荞麦、燕麦、莜麦、玉米等；第二，选择热量高、蛋白质含量低的食物作为主食，用麦淀粉饮食代替主食，如用小麦淀粉

蒸馒头、包子等。高热量低蛋白质的食物，还包括藕粉、小麦淀粉、菱角粉、荸荠粉、粉丝、芋头、山药、土豆和南瓜等。

②限制钾摄入量，避免高血钾。糖尿病肾病极易出现酸中毒和高钾血症，一旦出现，将诱发心律失常和肝昏迷，因此每日应控制钾的摄入量低于2000 mg。如油菜、菠菜、韭菜、番茄、海带、香蕉和桃子等含钾高的食物，应适当限制。但这并不意味着绝对不能吃（含钾高的绿叶蔬菜可先用开水焯一下），而是应该在总量范围内有选择地吃，同时避免食用浓缩果汁、肉汁；瓜果类蔬菜如南瓜、冬瓜、葫芦以及苹果、梨、菠萝、西瓜、葡萄等水果含钾量都比较低，可以适当食用。

③遵循低蛋白饮食。糖尿病肾病Ⅰ～Ⅱ期患者，蛋白质摄入量以每日0.8～1.0 g/kg体重为宜；过量摄入蛋白质可增加肾小球滤过率，促进肾小球基底膜增厚。从进入第Ⅳ期起，糖尿病肾病患者应限制饮食蛋白质，蛋白质摄入量以每日0.8 g/kg体重为宜；当肌酐清除率开始下降后，饮食蛋白质限制还需更严格，蛋白质摄入量以每日0.6 g/kg体重为宜。低蛋白饮食能减少尿蛋白排出，并能延缓肾损害进展。但是，在低蛋白饮食时一定要保证饮食中有足够热量，需达125～146 kJ/kg体重（即30～35 kcal/kg体重，不过肥胖者应略少，以逐渐减体重至正常），以免出现营养不良。

另外，蛋白质相对量的减少，自然提升了对质的要求：选择必需氨基酸含量高的优质动物蛋白，尤其应选用“白色蛋白”（烹饪后都为白色），如鱼肉、虾、牛奶、鸡肉、鸡蛋等作为蛋白来源，尽量少用黄豆、绿豆等豆类植物蛋白，因其利用率低反而会增加肾脏负担。

④限制食盐摄入量。为了有效延缓并发症的进展，食盐摄

入量应小于 6 g/d，伴有肾功能不全者（表现为浮肿或尿量减少）降至 2 g/d。但是如果同时伴有呕吐、腹泻时，则不应再过分限制盐的摄入，甚至还需补充。

⑤坚持低脂饮食。虽然终末期肾病常合并脂代谢障碍，但仍要坚持低脂肪的摄入。橄榄油、花生油等植物油中含有较丰富的单不饱和脂肪酸，也可以作为热量的来源。

⑥提高钙、降低磷的摄入。肾脏损害时对磷的排泄减少，可导致血磷升高，而且对维生素 D 的合成能力降低，影响钙的吸收。血中钙的浓度降低，容易出现骨质疏松。因此理想的治疗膳食应该提高钙含量，尽量降低磷含量，而低蛋白饮食本身就降低了磷的摄入，有利于治疗。

23. 糖尿病合并痛风怎么注意饮食?

①急性发作期，嘌呤摄入量 <150 mg/d。痛风急性发作期，红、肿、热、痛的症状明显，而过高的嘌呤可转换成为尿酸，加速痛风急性发作，所以痛风急性发作期每天摄入的嘌呤量应严格限制在 150 mg/d 以下，禁用高嘌呤类食物，少用中嘌呤食物，以低嘌呤类食物为主。低嘌呤类食物是指每 100 g 食物中含嘌呤 25 mg 以下的食物，中嘌呤类食物是指每 100 g 食物中含嘌呤 25 ～150 mg 的食物，高嘌呤食物是指每 100 g 食物中含嘌呤 150 ～1000 mg 的食物。具体说，就是要多吃蔬果，因为它们多为碱性食物，可以促进尿酸的排出。但果糖宜少摄入，因为它可加速尿酸的合成，所以蔗糖、蜂蜜、碳酸饮料及果汁等均不宜食用。蔬菜中的荚豆类，如扁豆、黄豆芽等含嘌呤较高，急性期应限制食用。食物所属的嘌呤类别具体如表 13 –1 所示。

表13－1　食物的嘌呤类别

嘌呤类别	分类	食物
低嘌呤食物	谷类	大米、小米、小麦、玉米等
	薯类	土豆、芋头等
	蔬菜类	大白菜、苋菜、芥蓝、圆白菜、芹菜、韭黄、苦瓜、黄瓜、冬瓜、丝瓜、南瓜、茄子、胡萝卜、白萝卜、青椒、洋葱、番茄、莴笋等
	水果类	橙子、橘子、苹果、西瓜、葡萄、草莓、樱桃、菠萝、桃子、李子、橄榄等
	蛋奶类	鸡蛋、鸭蛋、牛奶等
	其他类	苏打饼干、花生酱、麦片、汽水、咖啡等
中嘌呤食物	畜禽类	鸡肉、猪肉、鸭肉、牛肉、羊肉等
	水产类	草鱼、鲤鱼、鲫鱼、秋刀鱼、虾、螃蟹、鲍鱼、鱼丸、海带、紫菜等
	蔬菜类	菠菜、茼蒿、豆苗、四季豆、豌豆、豇豆、豆芽、芦笋、笋干等
	菌菇类	香菇、金针菇、银耳等
	豆类及豆制品	黄豆、绿豆、红豆、豆腐、豆干、豆浆等
	干果类	花生、腰果、板栗、莲子、杏仁等
高嘌呤食物	畜禽类	动物内脏、各种肉汤等
	水产类	沙丁鱼、凤尾鱼、鲭鱼、乌鱼、鲢鱼、带鱼、白鲳鱼、淡菜、蛤蜊、干贝、鱼干等
	其他	火锅汤、鸡精、酵母粉等

②缓解期，适当摄入中嘌呤食物。慢性期或间隙期痛风患者，还是以低嘌呤食物为主，也可以适当地选用一些中嘌呤食物。

特别提示：所有处于痛风缓解期的患者可从中嘌呤食物中选用一份动物性食物和一份蔬菜，但食用量不宜过多。

③蛋白质以奶蛋类为主，辅以少量肉类和豆制品。糖尿病合并痛风患者补充蛋白质，急性期应以谷类、牛奶、蛋类（这些食物嘌呤低）为主；慢性期根据病情，在限量范围内，安排一些含少量或中等量嘌呤的食物，如禽肉、鱼肉（煮过弃汤）及豆制品（豆浆、豆腐、豆腐干等），少吃红肉，避免吃炖肉或卤肉。

提醒：糖尿病合并痛风患者吃肉时可以将肉先用水煮一遍，然后弃汤进一步配菜烹调后再食用。

④每日喝水 2000 ～3000 mL，促进尿酸排出。痛风患者应多饮水，以利尿液的稀释，促进尿酸的排出。心肾功能正常者，至少每日饮水 2000 ～3000 mL（2000 mL 水相当于 250 mL 的杯子 8 杯）。注意睡前一定要喝水，即使在半夜，最好也起来喝点水，以免晚上尿液浓缩。肾功能不全者，应在严密观察下进行液体补充。

⑤多吃富含钾的食物，减少尿酸沉淀。研究发现，钾可减少尿酸沉淀，有助于将尿酸排出体外。所以，痛风患者可适当吃些高钾食物，如土豆、西芹、菠菜、空心菜、油菜、桃、杏、黑木耳等。

⑥酒精可抑制尿酸排出，应限酒。酒中含有酒精。酒精在肝脏中伴随着嘌呤分解代谢的增加，其最终产物尿酸也会增加。

同时，酒精可引起体内乳酸积累，对尿酸的排出有抑制作用。此外，酒精本身就含有大量的嘌呤，尤其是啤酒，其嘌呤含量是其他酒精饮料的10倍以上。因此，痛风患者应严格控制饮酒，最好戒酒。

⑦摄入维生素C高的果蔬。科学研究发现，维生素C能降低血液中的尿酸水平，所以多从食物中摄取维生素C，可降低发生痛风的风险。维生素C的主要来源是新鲜蔬菜与水果，痛风患者可以多吃含维生素C高的果蔬（见表13－2）。

表13－2　食物的维生素C含量

单位：mg/g

食物	芥蓝	芥菜	甜椒	猕猴桃	青椒	菜花	苦瓜	西蓝花	草莓
维生素含量	0.76	0.72	0.72	0.62	0.62	0.61	0.56	0.51	0.47

⑧合理烹调，减少食物中嘌呤的含量。合理的烹调方法可以减少食品中含有的嘌呤量。烹饪肉食时，可先将肉焯水或煮熟，弃汤后再行烹调。此外，辣椒、咖喱、胡椒、芥末、生姜、鸡精等调料，都可能诱使痛风急性发作，应尽量避免使用。

附　录

表1　糖尿病患者营养素需求参考

类别	内容
脂肪	每日摄入总脂肪量占总能量25%～35%，对于超重和肥胖患者，脂肪供能比应控制在30%以内。 1. 饱和脂肪酸占每日总能量比不超过10%； 2. 反式脂肪酸占每日总能量比不超过1%； 3. 多不饱和脂肪酸占每日总能量比不超过10%； 4. 单不饱和脂肪酸占总能量比宜大于12%
蛋白质	肾功能正常的糖尿病患者，蛋白质的适宜摄入量占总能量的15%～20%，植物来源的蛋白质，尤其是大豆蛋白，相比动物蛋白更有助于降低血脂水平。足够的优质蛋白质也是身体组织细胞修复的必需材料，对于防治并发症起到保护作用
碳水化合物	占总摄入能量的50%左右，多选择低血糖生成指数（GI）的食物，限制精糖摄入，如为低GI食物供能比可达60%，同时考虑血糖负荷（GL）

续上表

类别	内容
矿物质、维生素	1. 糖尿病患者易缺乏B族维生素、维生素C、维生素D，以及铬、锌、镁、铁、硒、锰等多种微量营养素，应根据营养评价结果适量补充。 2. 长期服用二甲双胍者应防止维生素B_{12}缺乏。 3. 适当补充抗氧化维生素制剂（维生素E/维生素C/β-胡萝卜素/α-硫辛酸等）
膳食纤维	糖尿病患者每天膳食纤维摄入量可高于健康成年人，推荐量为25～30 g或每4200 kJ（1000 kcal）10～14 g。
食盐	限制在6 g以内，同时限制酱油、酱等含盐高的食物；糖尿病合并高血压患者食盐摄入应低于推荐量5～6 g。

表2　中国营养学会建议的中国成年人身体活动水平分级

活动水平	身体活动水平	生活方式	从事的职业或人群
轻度	1.50	静态生活方式/坐位工作，很少或没有重体力的休闲活动；静态生活方式/坐位工作，有时需走动或站立，但很少有重体力的休闲活动	办公室职员或精密仪器机械师、实验室助理、司机、学生、装配线工人

续上表

活动水平	身体活动水平	生活方式	从事的职业或人群
中度	1.75	主要站着或走着工作	家庭主妇、销售人员、侍应生、机械师、交易员
重度	2.00	重体力职业工作或重体力休闲活动方式：体育运动量较大或重体力休闲活动次数多且持续时间较长	建筑工人、农民、林业工、矿工、运动员
	+0.3（增加量）	有明显体力活动（每周4～5次，每次30～60分钟）	

引自：中国营养学会，《中国居民膳食营养素参考摄入量（2013版）》，科学出版社，2014。

注：有明显体育运动量或重体力休闲活动者（每周4～5次，每次30～60分钟），身体活动水平增加0.3。

表3 不同身体活动水平的能量消耗

身体活动形式	活动属性描述	能量消耗[kcal/(kg·h)]
自行车	16 km/h	4.0
自行车	16～19 km/h	5.9
自行车	20～22 km/h	7.8
自行车	23～26 km/h	10.0
跑步	走跑结合	5.9

续上表

身体活动形式	活动属性描述	能量消耗［kcal/(kg·h)］
跑步	慢跑	6.9
跑步	8 km/h	7.8
跑步	10.8 km/h	10.9
跑步	12 km/h	12.4
跑步	13.8 km/h	14.0
羽毛球	比赛	6.9
篮球	比赛	7.8
拳击训练	沙袋	5.9
足球	休闲	6.9
网球	休闲	6.9
步行	5 km/h	3.6
步行	6 km/h	4.0
步行	7 km/h	4.5
步行	爬山或攀岩	7.8
游泳	仰泳（一般速度）	7.8
游泳	蛙泳（一般速度）	10.0
游泳	蝶泳（一般速度）	10.9
游泳	自由式（快）	10.0
做饭	普通日常饮食	2.4
收拾杂物	包括搬动杂物	2.4
采购	站立	1.9

续上表

身体活动形式	活动属性描述	能量消耗 [kcal/(kg·h)]
带小孩	坐着	2.4
带小孩	走、跑	4.0
桌面工作	如坐姿书写	1.8
上课	坐姿，包括书写、讨论	1.8

引自：罗纳德·J·莫思，《运动营养》，人民体育出版社，2005。

表4　轻度体力劳动人员不同身高体重每日所需能量

轻度体力劳动（办公室职员、老师、售货员、钟表修理工）						
身高(cm)	超重、肥胖		正常		体重过低	
	体重(kg)	所需能量(kcal)	体重(kg)	所需能量(kcal)	体重(kg)	所需能量(kcal)
150	≥54.0	900～1125	41.6～54.0	1350	<41.6	1575
151	≥54.7	920～1150	42.2～54.7	1380	<42.2	1610
152	≥55.4	940～1175	42.7～55.4	1410	<42.7	1645
153	≥56.2	960～1200	43.3～56.2	1440	<43.3	1680
154	≥56.9	980～1225	43.9～56.9	1470	<43.9	1715
155	≥57.7	1000～1250	44.4～57.7	1500	<44.4	1750
156	≥58.4	1020～1275	45.0～58.4	1530	<45.0	1785
157	≥59.2	1040～1300	45.6～59.2	1560	<45.6	1820
158	≥60.0	1060～1325	46.2～59.9	1590	<46.2	1855
159	≥60.7	1080～1350	46.8～60.7	1620	<46.8	1890
160	≥61.4	1100～1375	47.4～61.4	1650	<47.4	1925

续上表

轻度体力劳动（办公室职员、老师、售货员、钟表修理工）						
身高（cm）	超重、肥胖		正常		体重过低	
	体重（kg）	所需能量（kcal）	体重（kg）	所需能量（kcal）	体重（kg）	所需能量（kcal）
161	≥62.2	1120～1400	48.0～62.2	1680	<48.0	1960
162	≥63.0	1140～1425	48.6～63.0	1710	<48.6	1995
163	≥63.8	1160～1450	49.2～63.8	1740	<49.2	2030
164	≥64.6	1180～1475	49.8～64.6	1770	<49.8	2065
165	≥65.3	1200～1500	50.4～65.3	1800	<50.4	2100
166	≥66.1	1220～1525	51.0～66.1	1830	<51.0	2135
167	≥66.9	1240～1550	51.6～66.9	1860	<51.6	2170
168	≥67.7	1260～1575	52.2～67.7	1890	<52.2	2205
169	≥68.5	1280～1600	52.8～68.5	1920	<52.8	2240
170	≥69.4	1300～1625	53.5～69.4	1950	<53.5	2275
171	≥70.2	1320～1650	54.1～70.2	1980	<54.1	2310
172	≥71.0	1340～1675	54.7～71.0	2010	<54.7	2345
173	≥71.8	1360～1700	55.4～71.8	2040	<55.4	2380
174	≥72.7	1380～1725	56.0～72.7	2070	<56.0	2415
175	≥73.5	1400～1750	56.7～73.5	2100	<56.7	2450
176	≥74.3	1420～1775	57.0～74.3	2130	<57.0	2485
177	≥75.2	1440～1780	58.0～75.2	2160	<58.0	2520
178	≥76.0	1460～1825	58.6～76.0	2190	<58.6	2555
179	≥76.9	1480～1850	59.3～77.0	2220	<59.3	2590

续上表

轻度体力劳动（办公室职员、老师、售货员、钟表修理工）						
身高 (cm)	超重、肥胖		正常		体重过低	
	体重 (kg)	所需能量 (kcal)	体重 (kg)	所需能量 (kcal)	体重 (kg)	所需能量 (kcal)
180	≥77.8	1500～1875	60.0～77.8	2250	<60.0	2625
181	≥78.6	1520～1900	60.6～78.6	2280	<60.6	2660
182	≥79.5	1540～1925	61.3～79.5	2310	<61.3	2695
183	≥80.4	1560～1950	62.0～80.4	2340	<62.0	2730
184	≥81.3	1580～1975	62.6～81.3	2370	<62.6	2765
185	≥82.1	1600～2000	63.3～82.1	2400	<63.3	2800
186	≥83.0	1620～2025	64.0～83.0	2430	<64.0	2835
187	≥83.9	1640～2050	64.7～83.9	2460	<64.7	2870
188	≥84.8	1660～2075	65.4～84.8	2490	<65.4	2905
189	≥85.7	1680～2100	66.1～85.7	2520	<66.1	2940
190	≥86.6	1700～2125	66.8～86.6	2550	<66.8	2975

表5　中度体力劳动人员不同身高体重每日所需能量

中度体力劳动（学生、司机、电工、外科医生）						
身高 (cm)	超重、肥胖		正常		体重过低	
	体重 (kg)	所需能量 (kcal)	体重 (kg)	所需能量 (kcal)	体重 (kg)	所需能量 (kcal)
150	≥54.0	1350	41.6～54.0	1575	<41.6	1800
151	≥54.7	1380	42.2～54.7	1610	<42.2	1840
152	≥55.4	1410	42.7～55.4	1645	<42.7	1880

续上表

中度体力劳动（学生、司机、电工、外科医生）						
身高(cm)	超重、肥胖		正常		体重过低	
	体重(kg)	所需能量(kcal)	体重(kg)	所需能量(kcal)	体重(kg)	所需能量(kcal)
153	≥56.2	1440	43.3～56.2	1680	<43.3	1920
154	≥56.9	1470	43.9～56.9	1715	<43.9	1960
155	≥57.7	1500	44.4～57.7	1750	<44.4	2000
156	≥58.4	1530	45.0～58.4	1785	<45.0	2040
157	≥59.2	1560	45.6～59.2	1820	<45.6	2080
158	≥60.0	1590	46.2～59.9	1855	<46.2	2120
159	≥60.7	1620	46.8～60.7	1890	<46.8	2160
160	≥61.4	1650	47.4～61.4	1925	<47.4	2200
161	≥62.2	1680	48.0～62.2	1960	<48.0	2240
162	≥63.0	1710	48.6～63.0	1995	<48.6	2280
163	≥63.8	1740	49.2～63.8	2030	<49.2	2320
164	≥64.6	1770	49.8～64.6	2065	<49.8	2360
165	≥65.3	1800	50.4～65.3	2100	<50.4	2400
166	≥66.1	1830	51.0～66.1	2135	<51.0	2440
167	≥66.9	1860	51.6～66.9	2170	<51.6	2480
168	≥67.7	1890	52.2～67.7	2205	<52.2	2520
169	≥68.5	1920	52.8～68.5	2240	<52.8	2560
170	≥69.4	1950	53.5～69.4	2275	<53.5	2600
171	≥70.2	1980	54.1～70.2	2310	<54.1	2640

续上表

中度体力劳动（学生、司机、电工、外科医生）						
身高(cm)	超重、肥胖		正常		体重过低	
	体重(kg)	所需能量(kcal)	体重(kg)	所需能量(kcal)	体重(kg)	所需能量(kcal)
172	≥71.0	2010	54.7～71.0	2345	<54.7	2680
173	≥71.8	2040	55.4～71.8	2380	<55.4	2720
174	≥72.7	2070	56.0～72.7	2415	<56.0	2760
175	≥73.5	2100	56.7～73.5	2450	<56.7	2800
176	≥74.3	2130	57.0～74.3	2485	<57.0	2840
177	≥75.2	2160	58.0～75.2	2520	<58.0	2880
178	≥76.0	2190	58.6～76.0	2555	<58.6	2920
179	≥76.9	2220	59.3～77.0	2590	<59.3	2960
180	≥77.8	2250	60.0～77.8	2625	<60.0	3000
181	≥78.6	2280	60.6～78.6	2660	<60.6	3040
182	≥79.5	2310	61.3～79.5	2695	<61.3	3080
183	≥80.4	2340	62.0～80.4	2730	<62.0	3120
184	≥81.3	2370	62.6～81.3	2765	<62.6	3160
185	≥82.1	2400	63.3～82.1	2800	<63.3	3200
186	≥83.0	2430	64.0～83.0	2835	<64.0	3240
187	≥83.9	2460	64.7～83.9	2870	<64.7	3280
188	≥84.8	2490	65.4～84.8	2905	<65.4	3320
189	≥85.7	2520	66.1～85.7	2940	<66.1	3360
190	≥86.6	2550	66.8～86.6	2975	<66.8	3400

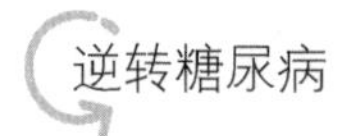

表6　重度体力劳动人员不同身高体重每日所需能量

重度体力劳动（农民、建筑工、搬运工、伐木工、冶炼工、舞蹈者）						
身高（cm）	超重、肥胖		正常		体重过低	
	体重（kg）	所需能量（kcal）	体重（kg）	所需能量（kcal）	体重（kg）	所需能量（kcal）
150	≥54.0	1575	41.6～54.0	1800	<41.6	1800～2025
151	≥54.7	1610	42.2～54.7	1840	<42.2	1840～2070
152	≥55.4	1645	42.7～55.4	1880	<42.7	1880～2115
153	≥56.2	1680	43.3～56.2	1920	<43.3	1920～2160
154	≥56.9	1715	43.9～56.9	1960	<43.9	1960～2205
155	≥57.7	1750	44.4～57.7	2000	<44.4	2000～2250
156	≥58.4	1785	45.0～58.4	2040	<45.0	2040～2295
157	≥59.2	1820	45.6～59.2	2080	<45.6	2080～2340
158	≥60.0	1855	46.2～59.9	2120	<46.2	2120～2385
159	≥60.7	1890	46.8～60.7	2160	<46.8	2160～2430
160	≥61.4	1925	47.4～61.4	2200	<47.4	2200～2475
161	≥62.2	1960	48.0～62.2	2240	<48.0	2240～2520
162	≥63.0	1995	48.6～63.0	2280	<48.6	2280～2565
163	≥63.8	2030	49.2～63.8	2320	<49.2	2320～2610
164	≥64.6	2065	49.8～64.6	2360	<49.8	2360～2655
165	≥65.3	2100	50.4～65.3	2400	<50.4	2400～2700
166	≥66.1	2135	51.0～66.1	2440	<51.0	2440～2745
167	≥66.9	2170	51.6～66.9	2480	<51.6	2480～2790
168	≥67.7	2205	52.2～67.7	2520	<52.2	2520～2835
169	≥68.5	2240	52.8～68.5	2560	<52.8	2560～2880
170	≥69.4	2275	53.5～69.4	2600	<53.5	2600～2925
171	≥70.2	2310	54.1～70.2	2640	<54.1	2640～2970
172	≥71.0	2345	54.7～71.0	2680	<54.7	2680～3015
173	≥71.8	2380	55.4～71.8	2720	<55.4	2720～3060

续上表

重度体力劳动（农民、建筑工、搬运工、伐木工、冶炼工、舞蹈者）						
身高（cm）	超重、肥胖		正常		体重过低	
	体重（kg）	所需能量（kcal）	体重（kg）	所需能量（kcal）	体重（kg）	所需能量（kcal）
174	≥72.7	2415	56.0～72.7	2760	<56.0	2760～3105
175	≥73.5	2450	56.7～73.5	2800	<56.7	2800～3150
176	≥74.3	2485	57.0～74.3	2840	<57.0	2840～3195
177	≥75.2	2520	58.0～75.2	2880	<58.0	2880～3240
178	≥76.0	2555	58.6～76.0	2920	<58.6	2920～3285
179	≥76.9	2590	59.3～77.0	2960	<59.3	2960～3330
180	≥77.8	2625	60.0～77.8	3000	<60.0	3000～3375
181	≥78.6	2660	60.6～78.6	3040	<60.6	3040～3420
182	≥79.5	2695	61.3～79.5	3080	<61.3	3080～3465
183	≥80.4	2730	62.0～80.4	3120	<62.0	3120～3510
184	≥81.3	2765	62.6～81.3	3160	<62.6	3160～3555
185	≥82.1	2800	63.3～82.1	3200	<63.3	3200～3600
186	≥83.0	2835	64.0～83.0	3240	<64.0	3240～3645
187	≥83.9	2870	64.7～83.9	3280	<64.7	3280～3690
188	≥84.8	2905	65.4～84.8	3320	<65.4	3320～3735
189	≥85.7	2940	66.1～85.7	3360	<66.1	3360～3780
190	≥86.6	2975	66.8～86.6	3400	<66.8	3400～3825

表7 不同能量饮食内容交换份（单位）举例

能量		谷薯类		瘦肉、鱼蛋、大豆类		牛奶		蔬菜		烹调油	
kcal	交换份	g	交换份	g	交换份	g	交换份	g	交换份	g	交换份
1200	13.5	150	6	150	3	250	1.5	500	1	20	2.0
1400	15.5	200	8	150	3	250	1.5	500	1	20	2.0
1600	18.0	250	10	150	3	250	1.5	500	1	25	2.5
1800	20.0	300	12	175	3	250	1.5	500	1	25	2.5
2000	22.5	350	13	175	4	250	1.5	500	1	25	3.0
2200	24.5	350	14	175	5	250	1.5	500	1	25	3.0

来源：成人糖友膳食指导．中华人民共和国卫生行业标准 WS/T429—2013.

表8 90 kcal（376 kJ）能量食物交换

组别	类别	每份重量（g）	蛋白质（g）	脂肪（g）	碳水化合物（g）	主要营养素
谷薯组	谷薯类	25	2.0	—	20.0	碳水化合物、膳食纤维
蔬果组	蔬菜类	500	5.0	—	17.0	矿物质、维生素、膳食纤维
	水果类	200	1.0	—	21.0	
肉蛋组	大豆类	25	9.0	4.0	4.0	蛋白质、脂肪
	奶类	160	5.0	5.0	6.0	
	肉蛋类	50	9.0	6.0	—	
油脂组	坚果类	15	4.0	7.0	2.0	脂肪
	油脂类	10	—	10.0	—	

来源：成人糖友膳食指导．中华人民共和国卫生行业标准 WS/T429—2013.

表9　等值谷类、薯类食物交换份

食品	重量（g）	食品	重量（g）
大米、小米、糯米、薏米	25	绿豆、红豆、芸豆、干豌豆	25
高粱米、玉米	25	干粉条、干莲子	25
面粉、米粉、玉米粉	25	油条、油饼、苏打饼干	25
混合面	25	烧饼、烙饼、馒头	35
燕麦面、莜麦面	25	咸面包、窝窝头	35
荞麦面、苦荞面	25	生面条、魔芋条	35
各种挂面、龙须面	25	茨菇	75
通心粉	25	马铃薯、山药、藕、芋艿	125
荸荠	150	凉粉	300

注：每份提供能量378 kJ（90 kcal）、蛋白质2 g、碳水化合物19 g、脂肪0.5 g。
来源：成人糖友膳食指导．中华人民共和国卫生行业标准 WS/T429—2013.

表10　等值豆/乳类食物交换份

食品	重量（g）	食品	重量（g）
全脂奶粉	20	酸牛奶、淡全脂牛奶	150
豆浆粉、干黄豆	25	豆浆	400
脱脂奶粉	25	牛奶	245
嫩豆腐	150	北豆腐	100
豆腐丝、豆腐干	50	油豆腐	30

注：每份提供能量378 kJ（90 kcal）、蛋白质9 g、碳水化合物4 g、脂肪4 g。
来源：成人糖友膳食指导．中华人民共和国卫生行业标准 WS/T429—2013.

表 11　等值水果类食物交换份

食品	重量（g）	食品	重量（g）
西瓜	500	李子、杏	200
草莓、杨桃	300	葡萄、樱桃	200
鸭梨、杏、柠檬	250	橘子、橙子	200
柚子、枇杷	225	梨、桃、苹果	200
猕猴桃、菠萝	200	柿、香蕉、鲜荔枝	150

注：每份提供能量 378 kJ（90 kcal）、蛋白质 1 g、碳水化合物 21 g。

来源：成人糖友膳食指导. 中华人民共和国卫生行业标准 WS/T429—2013.

表 12　等值蔬菜类食物交换份

食品	重量（g）	食品	重量（g）
大白菜、圆白菜、菠菜、油菜	500	白萝卜、青椒、茭白	400
韭菜、茴香、茼蒿、鸡毛菜	500	冬笋、南瓜、花菜	350
芹菜、苤蓝、莴苣笋、油菜	500	鲜豇豆、扁豆、四季豆	250
西葫芦、西红柿、冬瓜、苦瓜	500	胡萝卜、蒜苗、洋葱	200
黄瓜、茄子、丝瓜、莴笋	500	山药、荸荠、凉薯	150
芥蓝菜、瓢儿菜、塌棵菜	500	芋头	100
空心菜、苋菜、龙须菜	500	毛豆、鲜豌豆	70
绿豆芽、鲜蘑、水浸海带	500	百合	50

注：每份提供能量 378 kJ（90 kcal）、蛋白质 5 g、碳水化合物 17 g。

来源：成人糖友膳食指导. 中华人民共和国卫生行业标准 WS/T429—2013.

表13 等值油脂类食物交换份

食品	重量（g）	食品	重量（g）
花生油、香油（1汤匙）	10	猪油	10
玉米油、菜籽油（1汤匙）	10	羊油	10
豆油（1汤匙）	10	牛油	10
红花油（1汤匙）	10	黄油	10
核桃仁	15	葵花子（带壳）	25
杏仁、芝麻酱、松子	15	西瓜子（带壳）	40
花生米	15		

注：每份提供能量378 kJ（90 kcal）、脂肪10 g。

来源：成人糖友膳食指导．中华人民共和国卫生行业标准WS/T429—2013.

表14 等值蛋肉类食物交换份

食品	重量（g）	食品	重量（g）
熟火腿、瘦香肠、肉松	20	鸡蛋粉	15
肥瘦猪肉	25	鸡蛋（1枚、带壳）	60
熟叉烧肉（无糖）、午餐肉	35	鸭蛋、松花蛋（1枚、带壳）	60
熟酱牛肉、酱鸭、肉肠	35	鹌鹑蛋（6枚、带壳）	60
瘦猪、牛、羊肉	50	鸡蛋清	150
带肉排骨	70	带鱼、鲤鱼、甲鱼、比目鱼	80
鸭肉、鸡肉、鹅肉	50	大黄鱼、鳝鱼、黑鲢	80
兔肉	100	河蚌、蚬子、豆腐、豆腐脑	200
对虾、青虾、鲜贝、蛤蜊肉	100	水浸海参	350
蟹肉、水浸鱿鱼、老豆腐	100		

注：每份提供能量378 kJ（90 kcal）、蛋白质9 g、脂肪6 g。

来源：成人糖友膳食指导．中华人民共和国卫生行业标准WS/T429—2013.

表 15　常见食物血糖生成指数

类别	食物	GI	食物	GI
高 GI 食物				
谷类及其制品	即食大米	91.0	馒头	88.1
	白面包	88.0	黏米饭（含直链淀粉低、煮）	88.0
	糙米（煮）	87.0	速食米饭	87.0
	玉米薄片	84.0	大米饭	83.2
	面条	82.0	米饼	82.0
	烙饼	79.6	玉米片	78.5
	油条	74.9	膨化小麦麦片	74.0
	玉米片（高纤维）	74.0	小米（煮）	71.0
薯类、淀粉及其制品	马铃薯（烧烤、无油脂）	85.0	马铃薯（用微波炉烤）	82.0
	甘薯（红、煮）	76.7	马铃薯泥	73.0
蔬菜类	南瓜［倭瓜、番瓜］	75.0	胡萝卜（金笋）	71.0
水果类	枣	103.0	西瓜	72.0
糖类	麦芽糖	105	葡萄糖	100.0
	绵白糖	83.8	胶质软糖	80.0
	蜂蜜	73.0		
速食食品	棍子面包	90.0	卜卜米	88.0
	低直链淀粉大米面包	88.0	爆米花	88.0
	大米（即食、煮 6 分钟）	87.0	白面包	87.0
	膨化薄脆饼干	81.0	香草饼干	77.0
	可可米	77.0	夹心面包	74.0
	苏打饼干	72.0		

续上表

类别	食物	GI	食物	GI
混合膳食及其他	牛肉面	88.6	米饭+猪肉	73.3
中GI食物				
谷类及其制品	糙米饭	70.0	大米粥	69.4
	玉米面（粗粉、煮）	68.0	荞麦面馒头	66.7
	大麦粉	66.0	大米糯米粥	65.3
	粗麦粉（煮）	65.0	小米粥	61.5
	麦片粥	61.0	荞麦面条	59.3
	面条（硬质小麦粉、细、煮）	55.0	面条（硬质小麦粉、细）	55.0
	玉米（甜、煮）	55.0	粗麦粉	55.0
	黑米饭	55.0	燕麦片	55.0
	燕麦胚	55.0	燕麦麸	55.0
薯类、淀粉及其制品	马铃薯（煮）	66.4	葛粉	66.0
	马铃薯（蒸）	65.0	马铃薯	62.0
	马铃薯片（油炸）	60.3	马铃薯（烤）	60.0
	炸薯条	60.0		
豆类及其制品	黄豆挂面	66.6	黑豆汤	64.0
蔬菜类	麝香瓜	65.0	甜菜	64.0
水果类	菠萝	66.0	杏（罐头、含糖浓度高）	64.0
	葡萄干	64.0	葡萄（淡黄色、小、无核）	58.0
	巴婆果	58.0	芒果	55.0

续上表

类别	食物	GI	食物	GI
速食食品	面包（小麦粉、去面筋）	70.0	小麦饼干	70.0
	小麦片	69.0	即食羹	69.4
	面包（全麦麸）	69.0	面包（小麦粉、高纤维）	68.0
	新月形面包	67.0	面包（80%～100%大麦粉）	66.0
	竹芋粉饼干	66.0	营养饼	65.7
	面包（黑麦粉）	65.0	面包（80%燕麦粒）	65.0
	高纤维黑麦薄脆饼干	65.0	面包（粗面粉）	64.0
	油酥脆饼干	64.0	松饼	62.0
	汉堡包	61.0	蛋糕	60.0
	马铃薯（油炸）	60.3	比萨饼（含乳酪）	60.0
	酥皮糕点	59.0	高直链淀粉大米面包	59.0
	黑五类粉	57.9	亚麻籽裸麦面包	55.0
	黑米面包	55.0	燕麦粗粉饼干	55.0
	爆玉米花	55.0	重糖重油蛋糕	54.0
饮料类	软饮料	68.0	软饮/苏打饮料	63.0
	冰激凌	61.0	橘子汁	57.0
	朗姆酒	55.0		

续上表

类别	食物	GI	食物	GI
混合膳食及其他	玉米粉+人造黄油（煮）	69.0	馒头+黄油	68.0
	米饭+蒜苗+鸡蛋	68.0	二和面窝头（玉米面+面粉）	64.9
	米饭+蒜苗	57.9	米饭+芹菜+猪肉	57.1
糖类	蔗糖	65	方糖	65
低GI食物				
谷类及其制品	荞麦（黄）	54.0	玉米糁粥	51.8
	玉米面粥	51.0	黏米饭（含直链淀粉高、煮）	50.0
	面条（硬质小麦粉、加鸡蛋、粗）	49.0	半熟大米	47.0
	面条（小麦粉、硬、扁、粗）	46.0	通心粉（管状、粗）	45.0
	黑米粥	42.3	全麸麦片	42.0
	小麦（整粒、煮）	41.0	面条（白、细、煮）	41.0
	意式细面条	41.0	薏米	40.5
	面条（全面粉、细）	37.0	线面条（实心、细）	35.0
	裸麦麦片	34.0	黑麦（整粒煮）	34.0
	面条（强化蛋白质、细、煮）	27.0	大麦（整粒煮）	25.0
	稻麸	19.0		

续上表

类别	食物	GI	食物	GI
薯类、淀粉及其制品	甘薯（山芋）	54.0	土豆片	54
	1 甜土豆	54.0	山药	51
	细粉条	35.0	苕粉	34.5
	藕粉	32.6	粉丝汤（豌豆）	31.6
	马铃薯粉条	13.6		
豆及豆制品	扁豆（绿、小、罐头）	52.0	四季豆（罐头）	52.0
	烤豆	48.0	罗马诺豆	46.0
	青刀豆（罐头）	45.0	小扁豆汤（罐头）	44.0
	鹰嘴豆（罐头）	42.0	黑眼豆	42.0
	黑豆	42.0	咖喱鹰嘴豆（罐头）	41.0
	青刀豆	39.0	扁豆	38.0
	四季豆（高压处理）	34.0	绿豆挂面	33.4
	鹰嘴豆	33.0	豆腐（炖）	31.9
	利马豆（嫩、冷冻）	32.0	利马豆（棉豆）	31.0
	利马豆（加 10 g 蔗糖）	31.0	利马豆（加 5 g 蔗糖）	30.0
	扁豆（绿、小）	30.0	小扁豆	29.0
	绿豆	27.2	四季豆	27.0
	扁豆（红、小）	26.0	豆腐干	23.7
	豆腐（冻）	22.3	黄豆（浸泡、煮）	18.0
	蚕豆（五香）	16.9	黄豆（罐头）	14.0

续上表

类别	食物	GI	食物	GI
蔬菜类	山药（薯蓣）	51.0	莲藕	48.6
	芋头（蒸）（芋艿、毛芋）	47.7	扁豆	38.0
	四季豆	27.0	百合干	19.2
	雪魔芋	17.0	洋葱	12.9
	绿菜花	<15.0	朝鲜蘚	<15.0
	黄瓜	<15.0	菜花	<15.0
	莴笋（各种类型）	<15.0	茄子	<15.0
	西红柿	<15.0	生菜	<15.0
	芦笋	<15.0	鲜青豆	<15.0
	芹菜	<15.0	青椒	<15.0
	菠菜	<15.0		
水果类	芭蕉（甘蕉、板蕉）	53.0	桃（罐头、含糖浓度低）	52.0
	猕猴桃	52.0	香蕉	52.0
	葡萄	43.0	柑	43.0
	美国苹果	40.0	苹果	36.0
	梨	36.0	杏干	31.0
	桃（罐头、含果汁）	30.0	香蕉（生）	30.0
	桃	28.0	柚	25.0
	李子	24.0	樱桃	22.0

续上表

类别	食物	GI	食物	GI
种子类	板栗（鲜）	53.0	莲子	30.0
	花生	14.0	腰果	7.0
乳及乳制品	酸奶（加糖）	48.0	克糖奶粉	47.6
	老年奶粉	40.8	酸乳酪（普通）	36.0
	牛奶（加糖和巧克力）	34.0	酸乳酪（低脂）	33.0
	脱脂牛奶	32.0	牛奶	27.6
	全脂牛奶	27.0	降糖奶粉	26.0
	牛奶（加人工甜味剂和巧克力）	24.0	豆奶	19.0
	酸乳酪（低脂、加人工甜味剂）	14.0	低脂牛奶	11.9
速食食品	荞麦方便面	53.2	面包（50%～80%碎小麦粒）	52.0
	面包（黑麦粒）	50.0	巧克力架	49.0
	闲趣饼干	47.1	面包（小麦粉、含水果干）	47.0
	面包（45%～50%燕麦麸）	47.0	阳光饼干	46.0
	大米（即食、煮1分钟）	46.0	面包（50%大麦粒）	46.0
	面包（混合谷物）	45.0	牛奶蛋糊（奶淀粉糖）	43.0
	全麦维	42.0	牛奶香脆	39.3
	面包（75%～80%大麦）	34.0		

续上表

类别	食物	GI	食物	GI
饮料类	可乐一软饮料	53.0	橘汁	52.0
	冰激凌（低脂）	50.0	柚子果汁（不加糖）	48.0
	葡萄汁	48.0	菠萝汁（不加糖）	46.0
	巴梨汁（罐头）	44.0	苹果汁	41.0
	可乐饮料	40.3	芬达	34.0
	水蜜桃汁	32.7		
混合膳食及其他	馒头+诺牛肉	49.4	馒头+芹菜炒鸡蛋	48.6
	饼+鸡蛋炒木耳	48.4	牛奶蛋糊（牛奶+淀粉+糖）	43.0
	包子（芹菜猪肉）	39.1	硬质小麦粉肉馅馄饨	39.0
	西红柿汤	38.0	米饭+鱼	37.0
	饺子（三鲜）	28.0	猪肉炖粉条	16.7
糖类	巧克力	49.0	乳糖	46.0
	低聚异麦芽糖	34.7	巧克力（加糖）	34.0
	MM 巧克力	32.0	巧克力（人工甜味剂）	24.0
	果糖	23.0	木糖醇	17.3

来源：①杨月欣，王光亚，潘兴昌．中国食物成分表．2 版．北京大学医学出版社，2009 年；②中国 1 型糖尿病诊治指南制定委员会．中国 1 型糖尿病诊治指南 2012．人民卫生出版社，2013 年。

表 16　常见体重控制膳食方法的评价

膳食名称	评价
限能量平衡膳食（CRD）	有效减轻体重，降低体脂，改善代谢，易长期坚持达到减肥目标，无健康风险。适用于所有年龄阶段及不同程度的超重及肥胖人群
低能量平衡膳食（LCD）	可有效降低体重和体脂易，但出现营养代谢问题，需要适量补充微量营养素。需要在营养师/医生指导和监护下使用
极低能量膳食（VLCD）	明显减轻体重，易增加电解质紊乱，出现痛风。一般为医院管理用膳食，需要适量补充微量营养素。必须在医生和营养师严格指导和监护下使用
轻断食/间歇式断食膳食	有益于体重控制和代谢改善，但易出现营养代谢紊乱，不适于孕妇和儿童减肥。长时间（如超过两个月）应用需要在营养师指导下进行
高蛋白膳食	减脂，更适于伴有高 TG 和高 TC 的成年肥胖者。可增加全因死亡风险。使用时间不宜超过半年。不适于孕妇、儿童、青少年和老年人，以及肾功能异常者
代餐	作为低能量的一餐或多餐的替代，可有效减低体重和体脂，是营养素补充和减少能量摄入的一种较好方式。高蛋白低脂肪低碳水化合物配方有利于维持瘦体重，改善胰岛素敏感性。不适于孕妇和儿童

续上表

膳食名称	评价
低碳、极低碳水化合物膳食	短期快速减体重，瘦体重丢失增多。低碳不能长期使用，通常不可超过1个月。重度肥胖（BMI > 35）可以在营养师或医生指导监护下使用。不适于儿童、青少年及老年人。 增加全因死亡风险；短期内LDL↑、游离脂肪酸↑；血管壁受损；便秘等胃肠功能障碍、肾功能障碍；增加结肠疾病风险因子；维生素、矿物质等营养素缺乏、骨质流失；易导致抑郁、愤怒等精神症状
地中海饮食	降低某些肿瘤风险，减少心血管疾病危险因素和代谢综合征的风险，改善脂肪肝和胰岛素抵抗，改善肾功能。对体重控制没有更多获益
DASH饮食	预防和控制高血压。若罹患一些特殊疾病如高钾血症、严重肠炎等，此饮食不适用

表17　常见的糖尿病治疗中成药（在医生指导下服用）

证型	主要表现	可选的中成药	用法
阴虚热盛证	消瘦善饥，渴喜冷饮，心烦易怒，唇赤颧红，溲赤便秘，舌红苔黄，脉多弦数	玉泉丸	一次6 g，一日4次
		降糖胶囊	一次1.5 g，一日3次
		糖尿灵片	一次1.6 g，一日3次

续上表

证型	主要表现	可选的中成药	用法
气阴两虚证	乏力倦怠，动则汗出，心慌气短，手足心热，失眠多梦，头晕耳鸣，唇红咽干，溲黄便溏或干，舌红少苔，脉细数等	降糖舒胶囊	一次1.5 g，一日3次
		参芪降糖颗粒	一次1 g，一日3次
		十味玉泉胶囊	一次2 g，一日4次
		糖尿乐胶囊	一次1.2 g，一日3次
		消渴灵胶囊	一次2.8 g，一日3次
		渴乐宁胶囊	一次1.8 g，一日3次
阴阳两虚证	面色晄白，毛发干枯，耳聋耳鸣，腰酸腿软，夜尿频数，性功能低下，形寒怕冷，四肢欠温，虚浮便泄，舌淡体胖，脉沉细无力	金匮肾气丸	一次4 g，一日2次
		血府逐瘀胶囊	一次2.4 g，一日2次

参考文献

[1] 迟家敏．实用糖尿病学 [M]. 4 版. 北京：人民卫生出版社，2015.

[2] 陈灏珠，林果为，王吉耀．实用内科学 [M]. 15 版. 北京：人民卫生出版社，2017.

[3] 杨月欣．中国食物成分表 [M]. 2 版. 北京：北京大学医学出版社，2009.

[4] 杨月欣，葛可佑，等．中国营养科学全书 [M]. 北京：人民卫生出版社，2019.

[5] 中华医学会糖尿病学分会．中国 2 型糖尿病防治指南（2017 年版）[J]. 中华糖尿病杂志，2018，10（1）：4－67.

[6] 李光伟，等. 中国大庆糖尿病预防研究中生活方式干预对预防糖尿病的长期影响：20 年随访研究 [J]. 中华内科杂志，2008.

[7] ALAN M. Jacobson Joslin's Diabetes Mellitus [M]. 14 版. 潘长玉译. 北京：人民卫生出版社，2004.

[8] LEAN M E，LESLIE W S，BARNES A C，et al. Primary care-led weight management for remission of type 2 diabetes（DiRECT）：an open-label，cluster-randomised trial [C]. Lancet. 2018－2－10；391（10120）.

[9] MICHAELEJLEANETAL. Durability of a primary care-led weight management intervention for remission of type 2 diabetes：2-year results of the DiRECT open-label，cluster-randomised trial [C]. Lancet Diabetes Endo. 2019－3－6.

[10] 金良城，罗伊斯·弗利平. 逆转糖尿病 [M]. 陆金龙，刘海生译. 长春：吉林科技出版社，2016.

[11] 周仲瑛．中医内科学 [M]. 北京：中国中医药出版社，2006.